# 日本人の９割がやっている
# 残念な健康習慣



ホームライフ取材班〔編〕

青春新書
PLAYBOOKS

# さらば！ ムダで逆効果の「残念な健康習慣」

「健康でいたい」とは誰しもの願い。だから日々の食生活に注意し、運動で汗を流し、さまざまなサプリメントを飲み、アンチエイジングに効くというものは何でも試す。しかし、良かれと信じて励んでいたことが、じつは大きな誤りやカン違い、いまでは覆された危険な健康法だとしたら……。

例えば、1日1万歩を目指して早朝からウォーキングをする。腹をへこませようと腹筋運動に精を出す。コレステロールのとり過ぎを防ぐため、卵は1日1個まで。花粉症の時期は眼を洗って予防する。朝食はヘルシーにスムージー。糖質制限でごはんは全然食べない。寝る前にコップ1杯の水を飲む。仕事帰りの電車で居眠りして寝不足をカバー……。

これらは間違いやムダ、あるいは逆効果で、ときには危険を招く。本書では、こうした残念な健康習慣を多数集め、良くない理由と正しい方法を紹介している。読んでいままでの誤りを正し、本当に効果のある健康習慣を身につけていただけると幸いだ。

日本人の9割がやっている残念な健康習慣　contents

# みんながやっている残念な健康習慣

# 最近わかってきた残念な健康習慣

## 残念な運動の健康習慣

## 残念なカラダのケアの健康習慣



## 残念なアンチエイジングの健康習慣

## 残念な筋トレの健康習慣



## 残念な食事の健康習慣

## 残念なダイエットの健康習慣



## 残念なサプリメントの健康習慣

## 残念な睡眠の健康習慣



## 残念な入浴の健康習慣

## 残念な予防の健康習慣

## 残念な治療の健康習慣



〈本文デザイン〉青木佐和子　／　〈本文イラスト〉まつむらあきひろ　／　〈編集協力〉編集工房リテラ（田中浩之）

# みんなやっている残念な健康習慣

みんな心がけている
ごく普通の行動なのに、
じつはとんでもない的外れ!?
そんな驚きの健康習慣を
数多くピックアップ。

ウォーキング

糖質制限

日光浴

…など

ウォーキング

# 早起きして、気持ちのいい早朝ウォーキング

早朝、さわやかな空気のなか、気持ちよくウォーキングする。とても健康的な生活習慣のように思えるかもしれないが、とんでもない話。体にとって負担が大きく、特に中高年には厳禁といっていい。

早朝ウォーキングがＮＧなのは、体のなかで運動する準備がまだ整っていないからだ。鍵を握るのは、体を無意識のうちにコントロールしている自律神経。基本的に、休んでいるときには副交感神経が活発になり、活動時には交感神経が優位になる。

では、早朝の自律神経はどういった状態なのか。夜眠っているときには、当然、副交感神経が強く働いている。そして、目覚めたら、１日の活動をはじめるために交感神経が活発化するようになる。

起きたばかりの早朝は、副交感神経から交感神経へとバトンタッチしたばかり。体がかなり不安定な時間帯なのだ。

体温はまだ低くて、運動するのに適していない。しかも、寝ているときに、汗で水分を失っているので、体は軽い脱水状態になっている。血液の流れも悪く、そこに運動で負荷をかければ血圧が上昇してしまう。そのうえ、温かい季節以外は気温が低い。寒冷の刺激も加われば、動脈硬化のある人は心筋梗塞の危険性が高まる。

加えて、朝食前に運動することになるのも問題だ。ウォーキングするうちに糖質不足に陥って、めまいを起こすかもしれない。こうした数々の理由から、早朝のウォーキングはやってはいけないのだ。

早朝は、体のエンジンがまだかかっていない一方、脳の働きは冴えている。運動ではなく、頭を使う作業が効率がよくておすすめだ。

では、ウォーキングをするのに最も適した時間帯はいつか。答えは夕方の4時から6時ごろ。交感神経がしっかり働いているのに加えて、この時間帯は1日のなかでも体温が最も高い。ウォーキングに限らず、運動するのにぴったりなのだ。

**Check 体を動かすには最悪！歩くのは夕方がベスト**

ウォーキング

# 健康のために「1日1万歩」を目標に歩く

健康のためには、1日1万歩！　この有名なスローガンに従って、毎日、せっせと歩いている人は多いだろう。

1日にきっちり1万歩というのは、あまりにも〝切り〟がよすぎる数字だが、これには一応、根拠がある。

一般的に、1日に摂取するエネルギーと、日常生活で消費するエネルギーを照らし合わせると、約300㎉が余ってしまう。これを誰でもできる全身運動である「歩き」で燃焼させるには、およそ1万歩が必要となる。だから、健康のためには1日1万歩を習慣にすることが大切。これが、この健康スローガンの根拠だ。

確かに、うなずける話ではある。しかし、最近の研究により、1日1万歩も歩く必要はないということが明らかになってきた。

群馬県中之条町で17年以上行われた追跡調査によると、1日に歩くのは8000歩で十分。それ以上歩いても、病気を予防する効果については特に上乗せされない、ということがわかったのだ。

しかも、60歳を過ぎた人の場合、必要以上に歩き過ぎると、ひざや腰の関節を傷める危険もあるというから、無理に1万歩を目指す必要はまったくない。

万歩計を腰につけて歩き、数値をできるだけ上げて達成感を得ようとする。そんな歩き方は、逆に健康を害することになりかねない。〝ほどほど〟でやめておこう。

Check

**「1日8000歩」で十分。それ以上は健康上の意味なし**

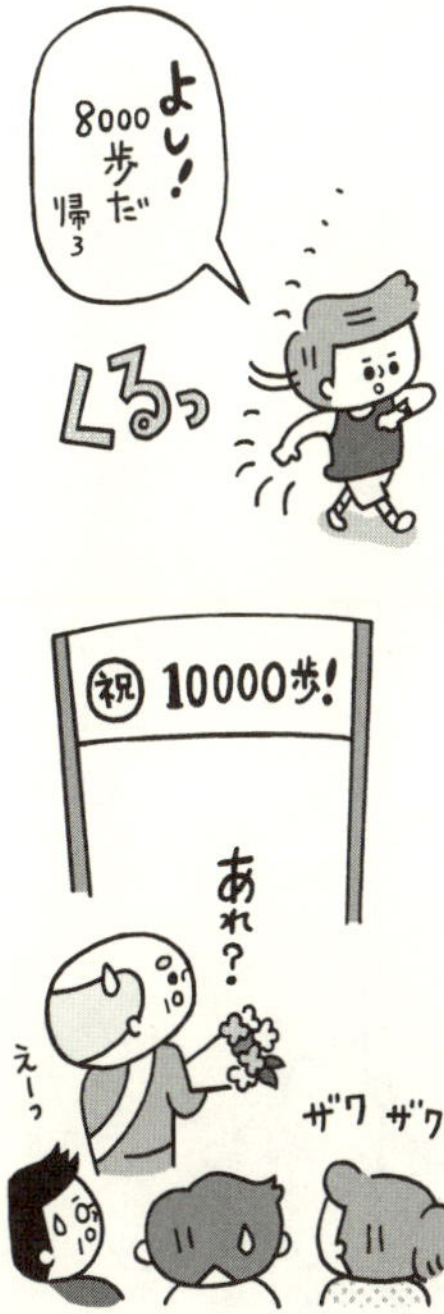

有酸素運動

# 健康のために一生懸命、有酸素運動をしている

健康づくりには、ウォーキングやジョギング、スポーツのような有酸素運動が効果大。これは誰もが知っている常識だ。しかし、その一方で、多くの人は理解していないかもしれない。健康にいいはずの有酸素運動でも、息が切れるほどの強度でやり過ぎてしまうと、心筋梗塞などの恐ろしい病気を引き起こすということを……。

有酸素運動は健康づくりには絶好だ。１週間に２０００～３０００㎉を消費することを習慣にすると、心筋梗塞になる割合が半減するという研究がある。健康に対する効果は素晴らしいのだが、話はここで終わらない。

それ以上のキツイ運動を習慣にした場合、なんと、心筋梗塞になる人は逆に増えてしまう。有酸素運動といえども、やればやるほど体にいいわけではないのだ。

激し過ぎる運動がよくないのは、体のなかで活性酸素が大量に作られてしまうからだ。活性酸素は、触れるものを酸化させて壊す力を持っており、細菌やウイルスなど

を撃退する作用がある。しかし、体内で増えると、正常な細胞までも盛んに攻撃し、多くの病気の原因になってしまう。

過度な運動によって、大量に発生した活性酸素は、体内のさまざまなものに悪影響を与える。鉄が酸化するとさびるように、活性酸素に触れられた細胞もさびて劣化していく。特に危険なのは、血管の内壁がダメージを受けた場合だ。劣化した部分を修復する過程のなかで、内壁にコブのようなものができ、心筋梗塞などの原因になる動脈硬化につながるのだ。

また、激しい運動を続けると、免疫力が低くなることもわかってきた。かぜなどの感染症への抵抗力が低下するだけではなく、がん細胞を退治する機能までが落ちてしまう。

有酸素運動は心肺機能を強くし、新陳代謝をよくするなど、多くのメリットがある。しかし、やり過ぎは逆効果ということを頭に叩き込んでおこう。

**Check 激し過ぎると、病気の元の「活性酸素」が発生！**

運動による
脂肪燃焼

# 20分以下の運動は、脂肪が燃えないからムダ

運動は開始してから20分たって、やっと脂肪がエネルギーとして使われるようになる。だから、ウォーキングやジョギングは20分以上続けないとムダ。こう思っている人は少なくないかもしれないが、大きなカン違いだ。

運動をはじめた当初から、糖質だけではなく、脂肪もエネルギー源として燃焼される。最初のうち、脂肪が使われる割合は少ないが、10分ほどたつとよく燃やされるようになる。そして、開始後約20分の時点で、糖質よりも脂肪のほうが、エネルギー源としてより多く使われるようになるのだ。

短めの運動でも、若干の脂肪燃焼に加えて、心肺機能を向上させる効果などがある。時間を見つけて、体を動かすようにしよう。

Check

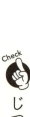

**じつは、運動開始直後から脂肪は燃える**

卵

# コレステロールをとり過ぎるので、1日1個まで

卵にはコレステロールが多いので、食べるのは1日1個まで。この健康常識を疑わず、実行している人はいまも多いのではないか。だが、それも今日限りにしよう。卵は1日にいくつ食べてもOKだと、2015年に厚生労働省が明らかにしている。

卵や魚卵などをたくさん食べると、血中コレステロールが増える。以前はこう信じられていたのだが、じつはコレステロールの7~8割は肝臓で作られることがわかった。食事でとる量が少なければ、肝臓は多めに作り、食事からの量が多ければ少なめに作る。こうして、常に一定量になるようにコントロールされているのだ。

このメカニズムから、卵をいくつ食べても、血中コレステロールに与える影響は小さい。これからは食べる量を気にしないで、食卓にたくさん出すようにしよう。

**Check 以前の健康常識はウソだった！ 食べる量に制限なし！**

牛乳

# 朝食で飲むのを習慣にしている

朝はパン食ならもちろん、ごはん党の人でも、健康のために牛乳をコップ1杯飲む人は多いのではないか。

確かに、朝のうちに牛乳を飲むことには一理ある。牛乳に含まれるトリプトファンというアミノ酸は、「幸せホルモン」ともいわれるセロトニンを作り、これが眠りを促すホルモンであるメラトニンに変化。トリプトファンがメラトニンに変わるには半日程度かかるので、朝食で牛乳を飲めば、夜になったころに眠くなるのだ。

とはいえ、牛乳を飲むのは朝に限るというわけではない。夜に飲めば、また違う面から高い効果が期待できる。

眠りについてから30分ほどの間、成長盛りの子どもの体の発育を促し、大人でも細胞の修復や疲労回復のために欠かせない成長ホルモンが盛んに分泌される。このとき、事前にカルシウムをとっているると、骨の組織にとり込まれやすい。強い骨を維持し、老化を防止するのに、夜の牛乳は非常に有効なのだ。

夜に飲んだ場合、メラトニンを作るのには時間が足りないが、眠りを誘うことはできる。おすすめは、体のなかからじわっと温めてくれるホットミルク。眠りにつきやすいのは、体の内部の深部体温がいったん上がり、それから下がったときなので、就寝の少し前にホットミルクを飲むのは最適といえる。

これから、夕食後のホットミルクを習慣にしてみてはどうだろう。

Check
**夜にホットミルクを飲むと、骨が強くなり、眠りも誘う**

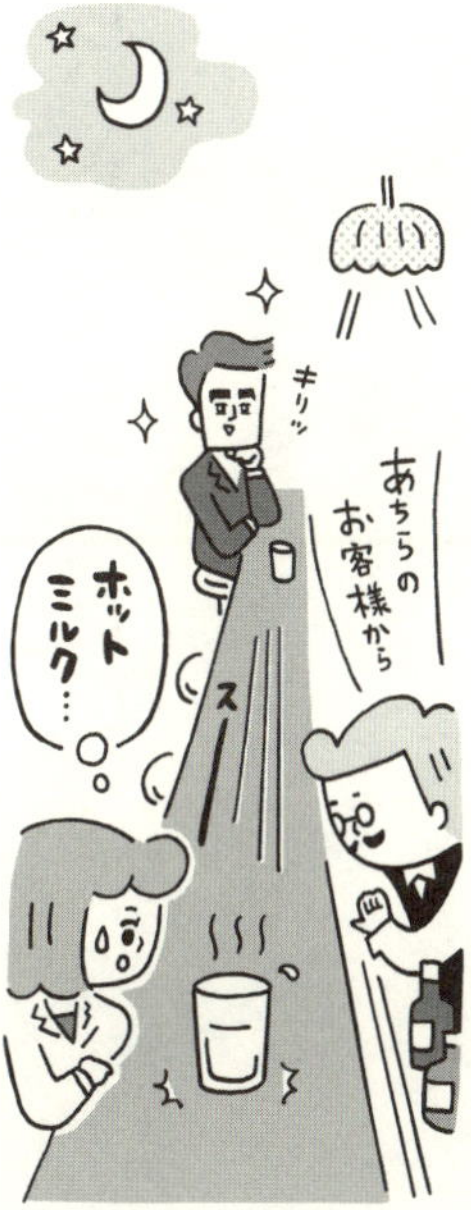
キリッ
あちらのお客様から
ホットミルク…
スー

糖質制限

# ごはんは太るから、まったく食べない

日本ではこれまで、さまざまなダイエットや健康法が大きな話題になってきた。そういったなかでも、最もブームが続いているのが糖質制限ダイエットだろう。

糖質制限とはその名の通り、糖質が含まれるごはんやパン、めん類などを食べないようにすること。日本人はエネルギーの大半を糖質でまかなっているので、これを制限すると摂取カロリーが大きく減り、体内の中性脂肪が燃やされるようになる。

加えて、糖質をとると血糖値が上がり、同時にインスリンが分泌される。インスリンは血液中の糖分を脂肪細胞にとり込むように指令を出し、血糖値を下げようとする重要なホルモン。糖質を制限すれば、インスリンがあまり分泌されず、糖質が脂肪細胞にとり込まれにくくなる。つまり、やせられるというわけだ。

明確なガイドラインはないが、１日の糖質摂取量を１３０ｇ以下に抑えるというのが一般的なやり方。肉や野菜には制限がなく、好きなだけ食べてかまわないとされる。

この糖質制限は元々、糖尿病患者などの食事療法として考え出されたものだ。しかし、いつからか手軽なダイエット法として、広く知られるようになった。ごはんやラーメンを我慢するだけで、ひと月に数kgから10kg程度も体重を落とすことが可能なのだから、人気に火がついたのも当然かもしれない。

しかし、1日3食のなかで、糖質をほとんどとらない生活を続けると、いずれ大きな弊害が出てしまう。そのひとつが筋肉の低下。糖質を極端に制限すると、体を動かすエネルギーが不足するため、筋肉が燃焼されて減ってしまうのだ。ほかにも、骨粗《こつそ》鬆症《しょうしょう》になりやすい、中性脂肪がたまりやすいという弊害もあるとされる。

糖質制限をする場合、食事から糖質をすべて抜くのは厳禁。専門家は、毎食のごはんを半分程度にすることをすすめている。おにぎり1個程度の量なら、含まれる糖質は約30g。おかずに含まれる量を加えても、1日130gには届かないだろう。

糖質制限のダイエット効果が高いのは確かだが、極端なのめり込みは厳禁だ。

Check

**1食でおにぎり1個分は食べないと、筋肉が減りやすい！**

スムージー

# 朝食はこれのみでヘルシーに

朝は身支度に忙しい女性に人気のスムージー。しかし、朝食を果物たっぷりのスムージーだけで済ませるのはNGだ。ヘルシーとは到底いえない。

スムージーのみの朝食がいけない理由のひとつは、まったく噛まないことだ。朝食で噛むと体が覚醒するのだが、スムージーだけではその効果を得ることができない。

さらに、よく噛むことによって、眠気を誘うホルモンのメラトニンの元となるセロトニンが分泌される。朝の噛まない食事は、夜の不眠につながる恐れもあるのだ。

柑橘類などに含まれるソラレンという物質も、過剰に摂取するとよくない。紫外線の感受性を高める性質があるため、日焼けやシミができやすくなる。野菜の多いグリーンスムージーにして、ほかに卵料理などの噛む食べものも加えるようにしよう。

Check

**体が覚醒せず、夜は不眠になり、シミが増える恐れも!**

## みそ汁

# 塩分が気になるのであまり食べない

朝食はごはんにみそ汁が一番！という人は多いだろうが、塩分がちょっと心配かもしれない。しかし、そんなことは気にしなくてもいい。

みそ汁に含まれる塩分量は1食分で1・2g程度と、じつはそれほど多くはない。しかも、利尿作用や血管を拡張させる効果があるため、ラットを使って血圧上昇を調べた実験では、摂取した70％程度の量しか体に作用しなかった。

一方、健康に対する効果は高く、とくに男性の場合、みそ汁を毎日食べない人は、食べる人と比べて、胃がんの死亡率が1・5倍高いという研究もある。さらにアミノ酸による美肌効果、細胞の酸化を防ぐアンチエイジング効果、腸内環境を整えることによる便秘解消ほか、健康効果は多種多様。1日1杯なら塩分を気にする必要はない。

Check 気にし過ぎ。がん予防や美肌のため、積極的に食べよう

目

# 花粉症の時期は、目を水で洗ってキレイにする

毎年、花粉症の時期は憂うつ。目がかゆくなるので、1日に何回も水道水で目を洗っている……。こうした人は相当多そうだ。しかし、この習慣を続けていると、目に障害が起こる恐れがある。目にゴミが入ったときも同様で、これからは決してやらないようにしよう。

水道水で目を洗うと、花粉やゴミといっしょに、角膜を守る涙まで洗い流すことになる。目が乾燥すると、酸素や栄養がいき渡らなくなるし、角膜にも傷がつきやすくなってしまう。さらに、水道水に含まれる塩素も問題で、目には刺激が強過ぎる。

目を洗うときは、水道水ではなく、涙に近い成分の人工涙液を使うようにしよう。なかでも防腐剤を添加していないものが、目に優しくておすすめだ。

Check

**涙まで洗い流すのでNG！人工涙液を使おう**

目

# 疲れ目のときには、目を閉じてリラックス

長時間、読書やパソコン操作をすると目が疲れてしまう。こんなとき、目をしばらく閉じたり、遠くをぼんやり見たりしてはいないだろうか。何となく、目の疲れがとれるように思うかもしれないが、残念ながら、それはまったく気のせいだ。

目のレンズである水晶体は、毛様体筋という筋肉によってピント調整されている。近くを見るときには緊張して収縮し、逆に遠くを見るときにはゆるむ。このメカニズムから、近くばかりを見ていると、毛様体筋が疲れてしまうのだ。

こうした疲れ目を癒すには、毛様体筋をリラックスさせることが大切。目を閉じても、遠くをただぼんやり見ても意味はない。遠くの雲や山などをじっと見つめるのがベストだ。読書や仕事中には、ときどき遠くを見てピントを調節しよう。

Check

**意味なし！　遠くの雲などを見つめて、ピント調整を**

うがい薬

# かぜの予防に、うがい薬を使ったうがいを心がける

かぜの季節になると、予防のためにうがいと手洗いをすることが大切。さらに効果を上げようと、ヨード系のうがい薬を使う人も多いのではないか。だが、やめておいたほうがいい。うがい薬を使っても、かぜの予防にはあまりつながらない。

京都大学が「水うがい」「うがい薬でのうがい」「うがいなし」でかぜの感染率を調べた研究がある。その結果、最も効果が高かったのは「水うがい」。これに対して、「うがい薬」は「うがいなし」よりも、感染率が若干低い程度にとどまった。これは、うがい薬が口のなかの有効な常在菌まで殺すからではないか、と考えられている。

うがいは水だけで行うのがベスト。口のなかの環境を乱すうがい薬は、予防では使わないのが賢明だ。のどの痛みなど、何か症状が現れてから使うようにしよう。

Check

**口のなかの常在菌まで殺す。予防効果は水うがいが一番**

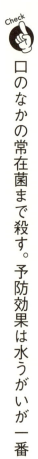

かぜ

# かぜをひいたら、抗生物質を飲んで治す

かぜをひいて病院を受診し、抗生物質をもらって飲む。これがかつてのよくある対応だった。いまもそう考えている人が少なくないかもしれない。

しかし、抗生物質はそもそも、細菌に大きな効力を発揮する薬。かぜの原因の9割以上はウイルスなので、抗生物質を飲んでも効き目はない。かぜが重症化し、肺炎になるのを防ぐために処方するという考え方もあるようだが、最近の研究で、肺炎を予防する効果もほとんどないことがわかってきた。

抗生物質を飲むと、腸内細菌が死んで下痢をしやすくなるといった副作用がある。さらに問題なのが、抗生物質を使い過ぎると、薬の効かない薬剤耐性菌が生まれる危険があることだ。これからは「抗生物質はいりません」と医師に言うようにしよう。

Check

**抗生物質はウイルスに効かず、有用な腸内細菌を殺す！**

## ショウガ

# 冷え症なので、ショウガを薬味でよく食べる

ショウガに体を温める効果があることはよく知られている。冷え症の人のなかには、薬味にショウガをよく使う人もいるだろうが、じつはその食べ方は逆効果だ。

生のショウガには手足の血管を拡張し、熱を外に逃がす「ジンゲロール」という成分が含まれている。生のショウガを食べたら、体がポカポカするのはこのためだ。しかし、これは一時的な現象で、熱の逃げた体は次第に冷えていってしまう。

一方、ショウガを加熱すると、ジンゲロールは胃腸の血行をよくする「ショウガオール」という成分に変化。体が芯から温まるのはこの働きだ。冷え症の人や、冬に体を温めたい場合、ショウガは加熱調理に使うようにしよう。また、乾燥させてもショウガオールに変化する。スライスして1～2日、天日干ししてから使うといい。

Check

**生は体を逆に冷やす！　体を温めたいなら、加熱調理を**

足元の冷え

# 冷え性なので、足元を温めるようにしている

いつも手足の先が冷えている……。こうした冷え性の人は、厚手の靴下を履いたり、カイロを使ったりと、冷たさを感じる部分を直接温めてはいないだろうか。しかし、こうした〝対症療法〟は効果的ではない。

手足を温めたら、その部分の血管が拡張するので、温まったように思うかもしれない。ところが、血液そのものが温まると、今度は熱が体の外に逃げていく。その結果、体が冷えて逆効果になってしまうのだ。

冷え症から逃れるには、じつは運動が一番。普段から、よく歩くことを心がければ、手足の先のほうの血管が拡張し、血流が増えることによって、体が芯から温まるようになる。回り道のようだが、冷え症から抜け出るにはこれが最適の方法だ。

Check

**逆に体が冷えてしまう！ 歩くことで体質改善を**

寝る前の風呂

# 熱めの湯で温まってから寝る

寝る前に熱めの風呂に入り、体をポカポカ温めてから布団に入る。快眠につながる習慣のように思うかもしれないが、残念ながら、これではすぐに寝つくことは難しい。しばらくの間、目が冴えてしまって眠れないはずだ。

人によって若干の体感差があるが、熱いと感じるのは42℃以上の湯。これに対して、40℃以下の温度なら、ぬるいと感じる人が多いといわれる。

寝る前に熱めの湯に浸かると眠れなくなるのは、自律神経の交感神経が刺激されるからだ。その結果、体が緊張し、活動モードに入って元気になり、アドレナリンも分泌される。

こうした状態は2時間ほど続くので、入浴後、すぐに布団に入っても眠気が起こるわけがない。

以上の理由から、寝る直前に熱めの風呂に入った場合、翌朝は寝不足になっているだろう。熱めの湯が好きな人は、少なくとも床に就く2時間以上前には入浴を済ませておくようにしよう。

気持ちよく眠りにつきたいなら、寝る前にはぬるめの湯に浸かるのがおすすめだ。40℃程度の温度の湯で温まると、熱めの湯とは逆に副交感神経が優位になって、体がリラックスしていく。

湯に浸かる時間は、その人の年齢や体の状態、湯の温度などによって異なる。じんわり温まって、ああ気持ちいい……と思えるような入浴の仕方が一番だ。

こうしてぬるめの湯に浸かると、いったん体の内部の深部体温が上昇。その後、皮膚から熱が逃げることによって、深部体温は下がっていく。こうしたときに最も眠りやすくなるので、ぬるめの湯に浸かるのは一層効果的なのだ。

一方、熱めの湯に浸かった場合、交感神経の働きによって、体温はなかなか下がらない。この意味からも、寝る直前に熱い湯に入るのは禁物だ。

## Check 体が活動モードに入って眠れない！ぬるめの湯が最適

日光浴

# 紫外線が怖いので、日光浴はしない

シミやしわの原因になるし、皮膚がんが怖い。こうした理由から、紫外線を〝毒〟のように思い、外出時はできるだけ肌をさらさない人は多いだろう。しかし、日光に当たらないと、体はビタミンD不足になって、健康が徐々に侵されてしまう。

ビタミンDは強い骨を作るのに欠かせない栄養素で、近年、がん予防にも関連しているのではないかと注目されている。ただし、食べものから摂取することがほとんどできず、その9割は紫外線を浴びることによって体内で生成される。このため、適度な日光浴は〝毒〟ではなく、体によく効く〝薬〟なのだ。

あまり出歩かない人の場合、冬はおよそ1時間、夏なら日焼け止めなどで肌をガードしたうえで、10分程度は日光に当たるように心がけるのがいいだろう。

Check

**がん予防効果でも注目のビタミンD生成に不可欠！**

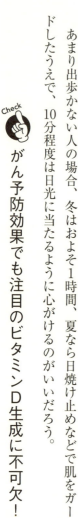

日焼け止め

# 日焼けは絶対に防ぎたいので、「高SPF」のものを使う

近年、紫外線の害が知られるようになり、レジャーや屋外スポーツはもちろん、日ごろの外出にもUVケアを欠かさない人が増えてきた。しかも、日焼けは絶対にしたくないと、必要以上に効果の高い日焼け止めを塗っている人が少なくないようだ。

日焼け止めを買うとき、選ぶ基準のひとつが「SPF」の値。「1」から「50+」まであり、数値が大きいほど日焼け止め効果が高い。ただし、その分、肌に与える刺激も強いことを忘れてはいけない。

普段から「SPF50」といった高SPFの日焼け止めを使っていると、肌が乾燥したり、肌荒れを起こしたりする危険がある。短時間のスポーツや外出なら、それほど強くない「SPF30」以下がおすすめ。こまめに塗り直せば、得られる効果は十分だ。

Check

**肌に刺激が強いので、普段使いは低めのものを**

## ミカン

# 白い筋はキレイにとり除いてから食べる

ミカンはどのように食べているだろうか。白い筋は口当たりが悪いので、キレイにとり除く、あるいは薄皮自体をむいてから食べる。こうした習慣のある人はとても残念だ。せっかくの重要な栄養を捨てているのだから……。

白い筋や薄皮にある栄養で、近年注目されているのが「ヘスペリジン」というビタミンPの一種。果肉に多いビタミンCと一緒に働き、毛細血管を強くしたり、コレステロールを下げたりする働きがある。老化防止に大きな効果があるわけだ。

加えて、白い筋や薄皮には水溶性食物繊維のペクチンが豊富。ペクチンは果肉にも含まれているが、そのまま薄皮ごと食べると、摂取できる量は4倍にもなる。おなかの調子を整えるという面でも、白い筋と薄皮をとり除くのはもったいない。

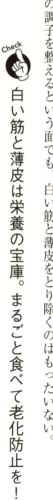

Check 白い筋と薄皮は栄養の宝庫。まるごと食べて老化防止を！

# 最近わかってきた残念な健康習慣

数年前は正解と思われていても、その後、大間違いと判明した健康習慣は少なくない。昔の知識のままで行動すれば、逆効果で、しかも危険！

朝食抜き

乳酸菌

筋トレ

…など

休日の寝だめ

# 平日の「睡眠負債」を休日にしっかりとり戻す

働いている人の場合、平日は仕事で忙しく、十分な睡眠をとれない場合もあるだろう。そこで、休日は〝寝だめ〟をして疲れをとろうと、朝寝坊している人は多そうだ。

もちろん、普段よりも少し長めに寝るのはかまわない。しかし、寝不足を一気に解消しようと、昼近くまで寝ていては大変なことになる。体内時計が狂って、体のリズムが変わり、夜に眠れなくなったり、朝起きづらくなってしまう。

休日の寝だめは逆効果。週明けから体が一層しんどくなるのは間違いない。休日は長く寝ても、普段よりもせいぜい2時間、できれば1時間プラスする程度にしておくのが賢明だ。

少々寝足りないと思っても、あまり遅くならないうちに起きることが大切だ。その後、日中にまだ眠ければ、昼寝をして疲れをとればいい。とにかく、朝はいったん目覚めるようにして、体内時計をあまり狂わせないようにしなければいけない。

もちろん、何よりもよい方法は、こうした休日のプチ寝だめではなく、平日の睡眠時間を少し増やすことだ。いつもの夜の過ごし方を見直して、ほんのちょっとだけでも早く寝るように心がけるようにしたい。

最近の研究により、「睡眠負債」と呼ばれる日々の睡眠不足の積み重ねが、がんや心臓病といった重大な病気と関連することがわかってきた。睡眠が健康に与える影響は、想像以上に大きいことを理解しておこう。

Check

**体内時計が狂うので、逆に体がしんどくなる！**

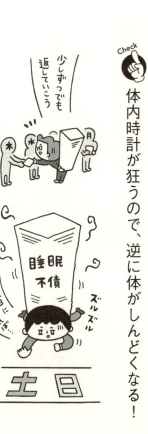

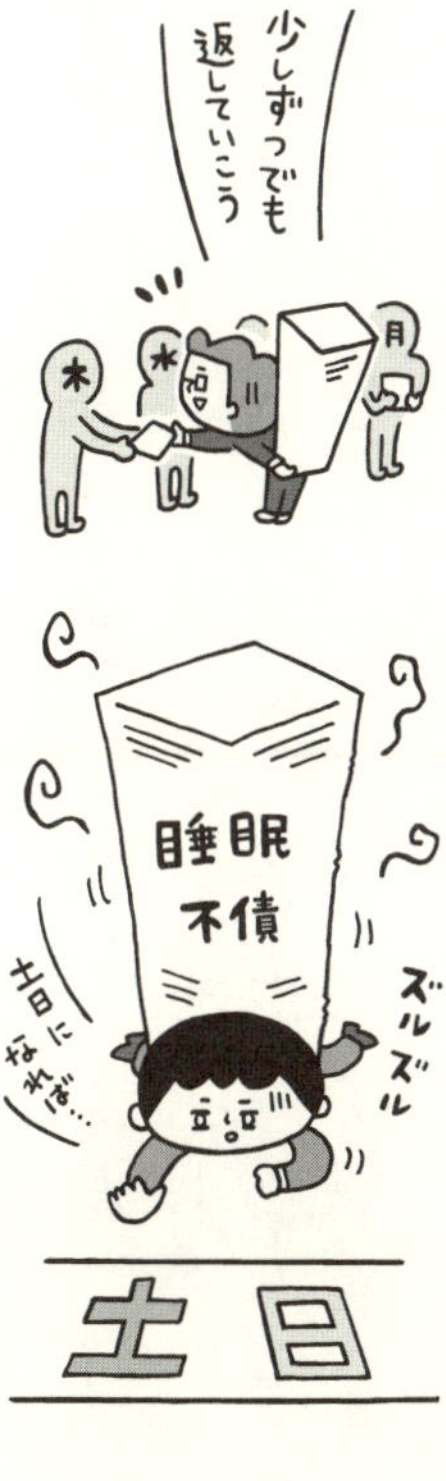
少しずつでも返していこう
月
木
睡眠不債
ズルズル
土日になれば…
土日

朝食抜き

# ダイエットのために朝食を抜いてカロリー減

1食分のカロリーを減らせるうえに、朝ゆっくり寝られて一石二鳥。朝食抜きは体に悪い、と聞いたことはあっても、この習慣から抜け出せない人がいる。しかし、こうした考えは今日限りで改め、明日からは必ず朝食をとるようにしよう。

最近、注目されている「時間栄養学」の面から見ても、朝食抜きの生活習慣は弊害がいっぱい。どういった時間に、どういったものを、どれだけ食べるのがいいのか。こうした「時間」と「食事」を関連させた考え方が時間栄養学だ。

この新しい考え方での研究が進み、じつは朝食を食べないまま昼食をとると、血糖値が通常よりもぐっと上昇することがわかった。血糖値が急上昇すると、ホルモンのインスリンが盛んに分泌され、血液中の糖質が脂肪細胞にとり込まれやすくなる。この結果、摂取カロリーそのものは減っても、体重は逆に増えてしまうのだ。

毎日、朝食を抜いている人は、ちゃんと朝食をとる人の約5倍も太りやすくなるというアメリカでの研究もある。ダイエットのために朝食を抜くなんて、とんでもない間違いで、朝はちゃんと食事をとるべき時間だったのだ。

一方、太りやすい時間帯は、脂肪を合成するホルモンが分泌される夜10時から午前2時ごろまで。遅い夕食や夜食を食べるのはよくない、と昔からいわれていたが、これは時間栄養学から見ても正しかったわけだ。

時間栄養学は「体内時計」とも関連している。人間の体のリズムは地球の自転とは少しズレており、最近の研究により、体内時計がひと回りするのは平均24時間10分程度ということがわかってきた。

実際の時間とのズレが積み重なると、体調を崩してしまうので、私たちは毎朝、無意識のうちに体内時計をリセットしている。そのために必要なのが、太陽の光を浴び、食事をすることだ。この意味からも、朝食は欠かせない。できれば、起きて1時間以内に食べるように習慣づけよう。

**Check 「時間栄養学」に反するので、逆に太りやすくなる！**

便秘

# 便秘を解消するために、キノコをたくさん食べる

便秘気味なので、食物繊維をたっぷり含むキノコをたくさん食べる。正しい対策のようだが、これでは便通がよくなるどころか、一層悪化してしまうかもしれない。

食物繊維には水に溶けない「不溶性」と、「水溶性」の2タイプがある。前者は便のカサを増し、押し出してくれるウレシイ存在だ。ところが、便秘解消によかれと思って大量にとると、便のカサが増し過ぎて、便秘が一層悪化する恐れがある。不溶性食物繊維を多く含む食品の代表が、キノコや豆類、穀類など。こうした食品は、すでに便秘になっているときには大量に摂取しないほうがいい。

便秘に効くのは腸内細菌のエサになって、腸内環境を整える水溶性食物繊維。野菜や果物、海藻などに多いので、便秘がちの人はこちらの食品を多く食べよう。

Check

**便のカサが増して、便秘がさらに悪化するかも！**

乳酸菌

# 乳酸菌は胃液で死ぬので、発酵食品を食べてもムダ

ヨーグルトなどの発酵食品は、いくら食べても腸の具合がよくはならない。だって、乳酸菌は胃液でやられて死滅し、腸まで届かないから……。こう思っている人はいそうだが、そんなことはない。健康効果は十分あるので、誤解しないようにしよう。

確かに乳酸菌の多くは、胃液や胆汁に耐えられずに死んでしまう。しかし、死んだ乳酸菌は、何の役にも立たないまま、そのまま腸を通過するわけではない。腸内細菌のエサになって、腸内環境を快適にするという大事な働きを持っているのだ。

しかも、乳酸菌を構成している成分が腸の免疫組織を刺激し、菌の生死にかかわらず、免疫力アップが期待できる。さまざまな健康効果を得るために、ヨーグルトをはじめ、いろいろな発酵食品を食べるようにしよう。

Check

**死んでも問題なし。腸内環境を整え、免疫力アップも！**

腹筋運動

# 毎日、上体おこしの腹筋運動に励む

仰向けになった姿勢から、腹筋に力を込めて上体を起こす。腹筋を鍛える筋トレとして、誰もが知っているエクササイズだ。腕立て伏せと並ぶ筋トレの基本として、毎日、一生懸命に励んでいる人は少なくないだろう。

しかし、この定番筋トレに精を出すのは意味がない、あるいは危険である、という考え方が最近強まってきた。アメリカ陸軍では、長年トレーニングで行ってきた「2分間の腹筋運動」を廃止に向けて動くことを決定。日本バスケットボール協会でも、むやみに何度も行うのは推奨できない、と指導者養成の場で周知を進めている。

従来の腹筋運動がよくないとされるのは、上体を起こす際に、腰に大きな負担がかかってしまうからだ。このため、必要以上の回数をこなしたり、足を伸ばしたまま行うといった間違ったやり方をすると、腰痛の原因になってしまう。

では、腹筋を鍛えるには、どのような筋トレが安全で効果的なのか。初心者でも簡単にできるエクササイズを紹介しよう。

まず、上体おこしと同じように、床に仰向けになってひざを曲げる。腕は胸の前でクロス。頭の後ろで組みたくなるかもしれないが、それでは上体をおこすときに腕の力も加わるのでNGだ。この姿勢から、首と胸を丸めないように注意し、上体を20度ほど起こす。たったこれだけ？と思うかもしれないが、腹筋には相当な負荷がかかる。

ぜひ、この体を痛めないエクササイズに励んで、腹筋を強化しよう。

## Check 上体おこしは腰痛の原因に！安全な筋トレを覚えよう

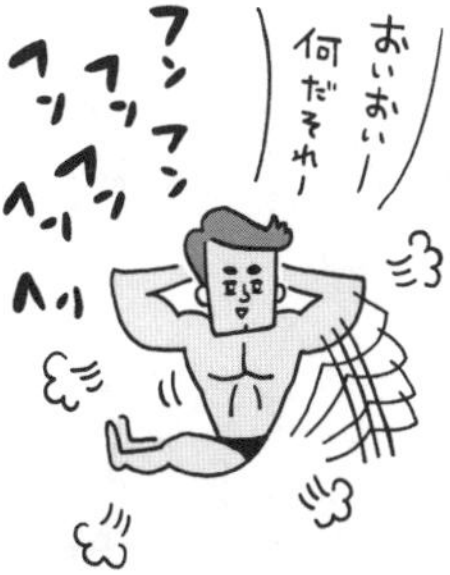
おいおい
何だそれ！
フンフン
フッフッ
フッヘッヘッ

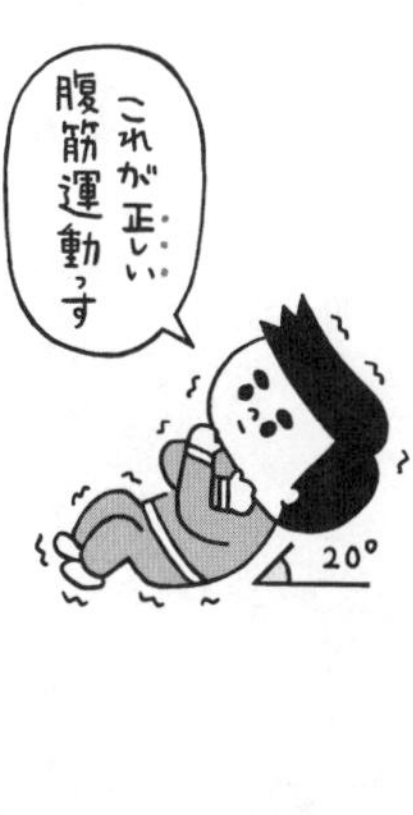
これが正しい腹筋運動っす
20°

筋トレ

# 先にウォーキングを行い、それから筋トレをする

有酸素運動と無酸素運動をともに行うと、健康づくりに一層効果が上がる。問題となるのは、どう組み合わせるか。まずはウォーキングで体を温め、それから筋トレに励む。この順番で進めるのはデメリットが大きいのでやめておこう。

無酸素運動を行うと、筋肉や骨などを強くする成長ホルモンが分泌される。この状態で「ややきつい」と感じる中強度の有酸素運動をすると、中性脂肪が分解されて遊離脂肪酸が排出され、エネルギーとして燃焼されやすい。つまり、ダイエット効果が高いわけだ。これに対して、先に有酸素運動を行った場合、脂肪は燃焼されにくい。加えて、筋肉のエネルギーが不足しているので、筋トレの効果も上がりにくくなる。これからは「筋トレ→ウォーキング」の順番を守るようにしよう。

Check

**筋トレを先にしたほうが、ダイエット効果が大！**

開脚

# ベタッとした開脚を目指し、柔軟運動に励む

バレエダンサーのように「１８０度開脚」ができたらカッコいい！と、毎日、柔軟体操に励んでいる人はいないだろうか。だが、あまりにもムダな行為であり、そのうえ体を壊す危険があるのでやってはいけない。

人間が日常生活で必要なのは、前後の足の動き。バレエダンサーや球技の選手でもない限り、左右の動きはほとんど必要としない。いくら左右に広く開脚ができても、その特性を活かす機会はないだろう。

左右には90度程度開脚できれば十分。いや、もっと開脚したい……と柔軟体操を頑張れば、関節の可動域を超えてしまい、股関節の靭帯《じんたい》を損傷する恐れがある。特に女性は股関節がゆるいため、障害が起こりやすいので厳禁だ。

Check

**関節の可動域を超えれば、靭帯損傷の恐れあり！**

間食

# 太るので、間食は絶対しない

太りたくないから、おやつは絶対に食べない。この考え方はもっともだと思える。しかし、間食をすると、本当に太ってしまうのだろうか。もし、そうでないとしたら、おやつ好きの人は、とても残念な我慢をしていたことになる。

衝撃的な事実かもしれないが、じつは間食をまったくしない生活よりも、適度に間食をするほうが太りにくい。1日の食べる回数と摂取エネルギーを調べた研究では、間食を2回以上とる人は、ゼロの人と比べて、食べる量が少なくてやせている、という驚きの結果が出た。

間食をとっていないと、空腹の状態で次の食事をすることになる。このため、つい普段よりも多めの〝どか食い〟をしがちなのだ。

さらに、食間が空くと、次に食べたときに血糖値が急激に上がり、これにともなってインスリンが大量に分泌する。この結果、血液中の糖分がより脂肪細胞にとり込まれやすくなってしまう。

こうした体のメカニズムから、適度な間食をとるほうが、じつは太りにくい生活習慣というわけだ。

ただし、間食をとることによって、1日の摂取カロリーが増えてしまえば、肥満防止効果はもちろん得られない。おやつを食べる場合、その分、食事でとるカロリーを減らすのが鉄則だ。

おやつがOKとはいっても、脂肪や糖質の多いものは避けるべき。ポテトチップスをはじめとするスナック菓子や、油で揚げるドーナツなどを食べると、1日のカロリー総量が増えてしまいがちだ。

適度な間食におすすめなのは、アーモンドやピスタチオといったナッツ類。栄養価が高く、腹もちがいいのもおやつに適している。ヨーグルトやチーズなどの乳製品も、たんぱく質やカルシウムなどの栄養が豊富なので、軽いおやつにぴったりだ。

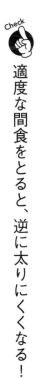

**Check 適度な間食をとると、逆に太りにくくなる！**

スイーツ

# ごはんは控えて、その分、スイーツを食べる

ごはんやめん類を控えて、その分のカロリーを甘いおやつに回している人はいないだろうか。その習慣は早くやめないと、老化がどんどん進んでしまうので大変だ。

ごはんなどの糖質を食べると、血糖値が上がることはよく知られている。このメカニズムは、糖分をたっぷり含むスイーツも同じ。血糖値が急上昇すると、余分な糖分がたんぱく質と結びつき、「ＡＧＥｓ」という老化促進物質を生成する。

「糖化」と呼ばれるこの作用が進むと、ＡＧＥｓがひどい悪さを働くことがわかってきた。目に見えるのは、肌への悪影響で、次第に張りを失って、しわやシミ、たるみができる。血管ももろくなり、動脈硬化が進行して、心筋梗塞や脳梗塞のリスクが高くなってしまう。この糖化を抑えるには、甘いものを控えることが欠かせない。

Check

**「糖化」現象で、老化スピードが速まってしまう！**

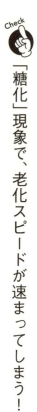

ダイエット食品

# あまりおいしいとは思わないが、よく利用する

いまはさまざまなダイエット食品やサプリメントが出回っている。カロリーや糖質を控えることに加えて、そういった便利なものを利用している人は多いだろう。しかし、ダイエットのためにイヤイヤ食べているのなら、やめたほうがいい。

じつは最近の研究により、同じカロリーのものでも、おいしいと思える食事のほうがやせやすいことがわかった。違いが表れるのは、食事をしたあとのエネルギー消費量。おいしく食べたほうが、そうでない場合と比べて、明らかに多くのエネルギーを消費するのだ。これは舌や消化器官にある〝味覚センサー〟がおいしさを感じ、交感神経のスイッチが入って、代謝が高まるからだと考えられている。

カロリーや栄養ばかりを考えないで、いかにおいしく食べるかを優先しよう。

Check

**おいしい料理を食べたほうが、エネルギー消費量は多い！**

コーヒー

# 体にあまりよくないので、1日1杯まで

コーヒーは大好きだけど、カフェインが気になるから、1日1杯まで。こういった人は少なくないだろうが、もっと飲んでも大丈夫。いや、飲んだほうがいい。

ある研究によると、コーヒーを1日2杯以上飲む人は、男性では10％、女性では15％も死亡率が低くなった。また、1日4杯から6杯飲むと、糖尿病の発症リスクを2～3割減らせるという研究もある。

コーヒーの高い健康効果は、抗酸化作用のあるポリフェノールの影響ではないか、といわれている。コーヒーに含まれるポリフェノールは非常に多く、赤ワインとほぼ同じ。赤ワインを毎日何杯も飲むのは肝臓に悪いが、コーヒーならそういったこともない。夜寝る前だけは避けて、もっと気軽に飲むようにしよう。

Check

**ポリフェノールの量は赤ワインと同等。もっと飲もう！**

ヒジキ

## 貧血予防に、〝鉄分の王様〟のヒジキをよく食べる

貧血予防のため、食卓によく登場するのが、〝鉄分の王様〟ともいわれるヒジキを使った料理。しかし、その効果を信じている人に残念なお知らせがある。

２０１５年末に改訂された「日本食品標準成分表」で、国産のヒジキに含まれる鉄分含有量が大きく変化。前回の１００ｇ当たり55㎎から、６・２㎎に激減したのだ。ヒジキは干す前にいったん煮るのだが、その釜が鉄製からステンレス製に変わったのが原因とされている。ただし、この結果に反発した日本ひじき協議会の検査では、鉄分が激減したのは国産ヒジキのみで、中国産や韓国産は１００ｇ中60㎎前後の数値を記録したと発表。鉄分摂取が目的でヒジキを食べる場合は、買う前にパッケージ裏面の表示欄をチェックしたほうがいいだろう。

Check

**最近の調査で、国産ヒジキは鉄分含有量が激減！**

切り傷

# 消毒薬を使って、ばい菌を殺して治す

切り傷やすり傷をした場合、どうやって治療すればいいだろうか。水道水でキレイに洗い、消毒をして絆創膏《ばんそうこう》などを貼る、と思った人は時代遅れ。傷の治療は近年、消毒しないことが常識になってきた。

確かに、傷口を消毒すると、傷を悪化させる病原菌を殺すことができる。しかし、それに加えて、傷を治そうと働こうとする大事な細胞も殺してしまう。さらに、皮膚にいて体を守る常在菌も殺すので、病原菌が侵入しやすくなる。こうした理由から、消毒をすると、かえって傷が治りにくことがわかってきたのだ。

ケガをしたら、水道水で洗ってから、傷口を乾かさないタイプの絆創膏を貼るのが一番効果的。体の自然治癒力は強いので、こうすれば化膿することはめったにない。

Check 消毒すれば自然治癒力が低下し、かえって治りにくくなる！

# 残念な運動の健康習慣

そのウォーキングは
間違っていないのだろうか？
その筋トレのエクササイズは、
確かな効果が上がるのか？
正しい方法を身につけよう！

ラジオ体操

腹筋運動

ストレッチ

…など

ラジオ体操

# 毎朝、しっかり体操して体を目覚めさせる

誰でもできる体操といえば、2018年に90周年を迎えた「ラジオ体操」。早朝のテレビまたはラジオ放送に必ずチャンネルを合わせ、体をしっかり動かすことを日課にしている人もいるだろう。

ラジオ体操自体はおすすめの運動だ。反動をつける運動が多いのでよくない、という議論も以前にはあったが、いまでは適切な動きで行うのなら問題ないとされている。ただし、目覚めたばかりの早朝に行うのはどうだろう。

朝起きたばかりの体は、1日のなかで最も体温が低く、筋肉は緊張して収縮している。温かい布団から出たら、筋肉は一層緊張の度合いを増す。体は固くて伸びにくく、運動やストレッチを行うには、最も向いていない状態なのだ。

ラジオ体操は中高年でも無理なくできる運動ではあるが、体がこうしたときに行うと、筋肉を傷めてしまう恐れがある。早朝に体を動かし、エンジンをかけるのは気持

ちがいいかもしれないが、あまりおすすめできない。

ラジオ体操を行うのなら、午後の再放送のときがいい。体温が最も高くなる時間帯に近づいており、早朝とは違って、筋肉を無理なく伸ばすことができる。

また、朝目覚めたら、ベッドの上でまずストレッチをする人がいるかもしれない。この習慣も、早朝のラジオ体操と同じ理由で、やめておいたほうがいい。もっと体温が上がってからやったほうが、効率よく柔軟性を高めることができる。

## Check 体温が低くて筋肉が固いので、午後の再放送がおすすめ

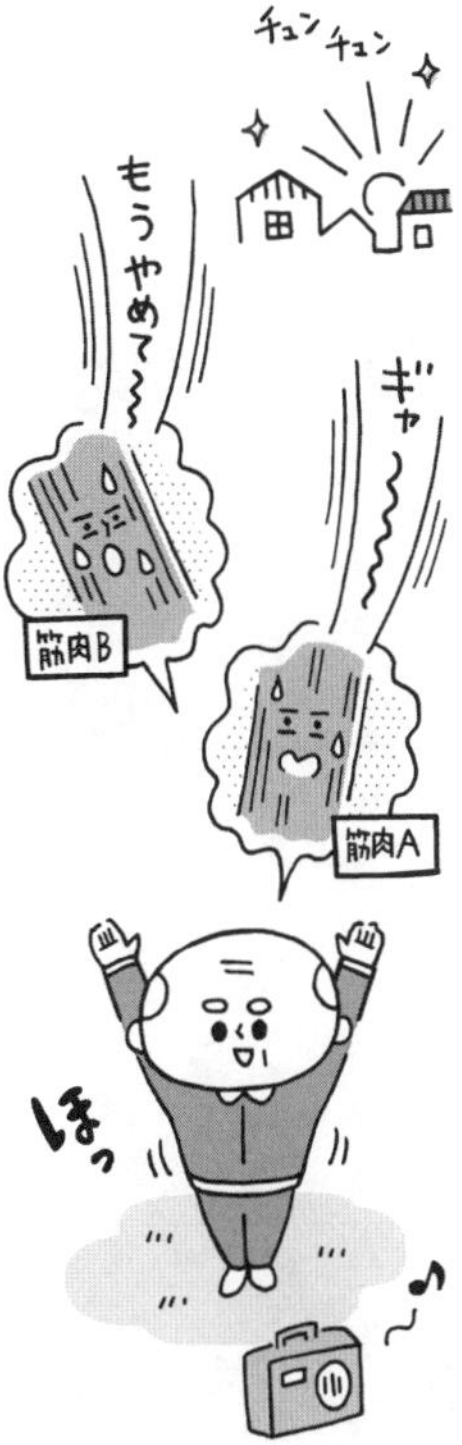

部分的な筋トレ

# 腹をへこませたいから腹筋運動に励む

腹が出てきたから腹筋運動をする、二の腕がたるんできたのでダンベルで筋トレをする。このように、気になる部分の脂肪を減らそうとして、そこだけ集中的に鍛えようとするケースはよく見られる。こうした努力は報われるのだろうか。

確かに、腹筋運動をすれば腹筋が強くなり、ダンベルを上げ下げすれば腕の筋肉が太くなる。筋肉はピンポイントで鍛え、強化することが可能だ。しかし、残念ながら、筋トレで日々鍛えても、落としたい部分の脂肪を狙ってなくすことはできない。

脂肪を燃やすのに重要な働きをする成長ホルモンは、血液中に分泌されて全身を巡る。その指令によって、体中にある脂肪細胞が分解され、遊離脂肪酸が排出されて燃やされ、体を動かすためのエネルギーとなる。

こうした体のメカニズムから、体全体にある余分な脂肪は、均等に燃やされて減っていく。つまり、全身が同じようなバランスでやせていくのだ。これは食事制限をしても、運動に精を出しても変わらない。

しかも、多くの人がカン違いをしているようだが、腹筋運動や腕立て伏せ、器具を使った筋トレなどに励んで、いくら汗をかいても、それで直接的に脂肪を落としてやせられるわけではない。

無酸素運動はキツい運動なので、相当なエネルギーを使うような気がするかもしれない。しかし、ウォーキングやジョギング、あるいはスポーツのような有酸素運動と比べると、消費エネルギーはずっと少ないのだ。

とはいえ、筋肉をつけると基礎代謝が上がる。その結果、何もしなくても、エネルギーをより多く消費するようになって、少しずつやせていく。また、筋肉がつくことで体が締まり、やせたように見える効果はある。

ただし、繰り返すが、ある特定の部分だけ脂肪が減るということはない。たとえ１日１００回の腹筋運動をしても、それだけでは腹がへこむわけではないのだ。

Check

**狙い撃ちで脂肪を落とすことは不可能！**

腹筋運動

## 憧れの「シックスパック」を目指して、腹筋運動に励む

筋肉が6つに割れた「シックスパック」。このカッコいい体を手に入れようと、腹筋運動に精を出す人は多いのではないか。しかし、腹筋をいくら強化しても、それだけでは憧れの体を手に入れることはできない。

腹筋が割れて見えるかどうかは、じつは体脂肪率によるところが大きい。体脂肪率が15%を超えていると、横に割れたラインは見えない。10%~15%まで落としても、ようやく筋肉の4つの部分が見えるだけ。シックスパックになるのは、体脂肪率を10%以下にまで落とさなくてはいけないのだ。

筋トレだけをやっても、これほどの減量は無理。本気でシックスパックを目指すのなら、相当な有酸素運動と食事制限が必要だ。道のりはかなり遠いかもしれない。

Check

**体脂肪率が10%以下でないと、6つに割れて見えない…**

**腹筋運動**

# 運動不足解消のために、腹筋や腕立て伏せに励む

体を動かす習慣のなかった人が一念発起し、筋トレをはじめようとした場合、腹筋運動や腕立て伏せを行うことが多い。これらも続ければ効果は上がるだろう。

しかし、中高年の健康・体力づくりなら、鍛えるべきは腹筋や大胸筋、上腕や肩の筋肉ではない。何よりも、足腰を強化することが大切なのだ。手軽でしかも効果的なのはスクワット。足を開いて立ち、ひざを曲げて腰を沈めるという単純な運動だが、正しく行わないと、効果が上がらず、ひざを傷める危険もあるので注意しよう。

お尻を後ろに引くように意識して、ひざを90度くらいまで曲げるのがポイントだ。ひざが外側や内側に開くと、負担が大きくなるのでNG。毎日やる必要はなく、週2～3回程度行うだけで、足腰は十分強くなる。

Check

**中高年なら、スクワットで足腰を鍛えるのが最優先**

ウォーキング

# 体をピンと真っ直ぐ伸ばして歩く

健康のためにウォーキング。とてもよい健康習慣だが、間違った姿勢や歩き方をしている人が意外なほど多い。代表的な誤りが、背すじを真っ直ぐ伸ばして歩こうとすることだ。

背すじを伸ばすのはいいことでは？と思うかもしれない。しかし、意識し過ぎると、上半身がやや後ろに傾きがちになってしまう。この姿勢で歩くと、スピードを出すことが難しいので、大きな健康効果を得ることができない。

ウォーキングするときは、やや前屈になることを意識するようにしよう。走る場合は、自然とかなり前屈の姿勢になるが、そこまで傾ける必要はない。散歩するときと走る姿勢の中間あたりがベスト。この姿勢で歩くと、足の運びが自然と速くなる。

Check

**やや前屈で歩かないとスピードが出ない**

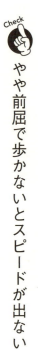

ウォーキング

# 足の回転を速くすることを意識して歩く

ウォーキングは早足で歩かないと効果がないからと、足の回転を速くすることを意識して歩いてはいないだろうか。確かに足の回転も大事だが、それよりも重要なのは歩幅。足の回転が多少速くても、歩幅が狭いと、脚の筋力をつけることは難しい。

歩幅を広くして、サッサッと時速6㎞程度の速さでウォーキングすると、太ももの前面と裏面の筋肉がよく使われる。こうして歩けば運動の強度が上がり、心肺機能の強化に加えて、筋力もアップ。健康効果はより高くなる。

歩幅は、身長の45~50%程度がベスト。身長170㎝の人なら、80㎝前後で歩けばいい。目測ではよくわからない場合、メジャーで測って確かめ、適切な歩幅を理解したうえでウォーキングするのがいいだろう。

Check

**大股で歩かないと、筋力はアップしない**

ウォーキング

# 速いスピードで歩き続ける

毎日8000歩を歩いている人は、健康に対する意識が高いことだろう。しかし、いつものその早歩きは、本当に高い効果があるのだろうか？

ウォーキングは目標歩数をクリアするだけではあまり意味がない。終始同じペースで歩いても、大きな健康効果は得られないのだ。大事なのは、やや息が切れる程度の「早歩き」と、楽に歩ける「ゆっくり歩き」を交えること。こうしたウォーキングを心がけると、中高年でもケガなく、最大限の健康効果を得ることができる。

歩き慣れていない人は、「早歩き」と「ゆっくり歩き」を数分ずつ交互に行い、早歩きのトータルが15分以上になる程度でかまわない。こうしたやや軽めのウォーキングでも、持久力と筋力アップは可能だ。

Check

**全体の3分の1は、少し息が切れる速さで歩く**

運動習慣

# 決してサボらず、毎日欠かさず続ける

運動をはじめると、毎日必ずやらないと気が済まなくなる人がいる。ウォーキングなら、雨の日も雪の日も、休まずに歩かなくてはいけないと……。しかし、こうした気持ちで運動に向き合っていると、やがてしんどくなって、逆に続かなくなる。

運動は習慣づけることが大事ではあるが、絶対に毎日やらなければいけない、というわけではない。1週間、あるいは1か月のトータルで考えるようにしよう。

例えば、ウォーキングで1日8000歩を目標とする場合。仕事や天候の具合で半分しか歩けなかった日があったら、ほかの日に少しずつ多めに歩くか、休日にある程度まとめて歩けばいい。無理をしないで、義務感にとらわれないで行うのが、運動を長く続けるためのコツだ。

Check

**無理しないで、1週間、1か月のスパンで目標達成を**

運動習慣

# 健康のため、週2回は運動している

いつまでも健康でいようと思えば、早足のウォーキングをはじめとする有酸素運動や、足腰を鍛えるスクワットなどの筋トレが欠かせない。

忙しい毎日を送っている人は、週末だけの週1、2回行うだけの人もいるだろう。もちろん、それでもやらないよりは随分ましだ。しかし、週3回以上行うようにすると、認知症の予防になるというから、時間をやりくりしてぜひトライしよう。

その根拠は、65歳以上の高齢者1740人を対象にした調査。週3回以上運動をしている人は、週2回以下の人と比べて、認知症の発症率が34%も低かったのだ。運動習慣のない人は、近所の散歩や軽めのスクワットなどからはじめてもかまわない。週3回の習慣をキープしながら、次第に運動強度を上げていくようにしよう。

Check

**週3回以上を習慣にすれば、認知症を予防できる！**

ストレッチ

# 体が柔らかくなるように、入浴中にストレッチ

体が柔軟になるのはもちろん、疲労やケガの防止、リラックス効果など、さまざまなメリットのあるストレッチ。体が柔らかくなりそうだからと、風呂に浸かっているときに行っている人もいるだろう。

確かに、筋肉は体温が高いときほど伸びやすいので、入浴中のストレッチは効果が上がりそうだ。しかし、ストレッチも軽い運動であることを忘れてはいけない。風呂に肩まで浸かって行うと、心臓に大きな負担がかかって、血圧が上がってしまう。特に、普段から高血圧気味の人は禁物だ。

ストレッチに最適なのは、入浴中ではなく入浴後。体が温まっているうちに行い、安全かつ効果的に柔軟性を高めるようにしよう。

Check

**血圧が上がって危険！ 入浴後に行うのがベスト**

## 運動後のビール

# 運動して汗をかいたら、ビールがうまい！

運動で気持ちよく汗をかいたら、水分補給が必要だ。スポーツドリンクもいいけれど、何といってもうまいのはビール。水分補給もできるので一石二鳥？……ではない。ビールはアルコールのなかでも利尿作用が強いので、飲んでも決して水分補給にはならない。尿で水分が排出されて、逆に脱水状態がひどくなる。さらに、尿として出ていくのは水分だけではなく、疲労回復に必要なミネラルやビタミン類も一緒に失われてしまう。

また、運動後は血液中の水分が減り、血栓ができやすくなっている。この状態でビールを飲むと、アルコールの作用で血行がよくなり、血栓が詰まってしまう恐れもある。とりあえず、運動後はスポーツドリンクなどにしておこう。

Check

**水分補給にはならず、血栓の恐れもあるなどデメリット大！**

# 残念なカラダのケアの健康習慣

日ごろの体の手入れが
誤っていれば大変！
効果がないどころか、
近いうちに、体の具合が
おかしくなってしまうかも!?

口臭

腹式呼吸

便秘

…など

目

# 目がかゆいときは、まぶたの上からこする

花粉症の時期、目がかゆくなったら、まぶたの上から指でこすってはいないだろうか。そうしたくなる気持ちはわかるが、かゆくてもやってはいけない。

体のほとんどすべての部分は皮膚で守られているが、目だけは例外。むき出しのデリケートなところなので、まぶたの上からでも指でこするのは禁物だ。強い刺激が繰り返されると、目の筋肉と水晶体をつなげている「チン小帯」という細かい繊維部分がゆるんでしまう。

この結果、眼圧が急上昇して、激しい頭痛と吐き気に襲われ、視力低下も伴う急性緑内障になる恐れがある。花粉症の症状が目に出やすい人は、花粉をカットするメガネなどで対策をとろう。

Check

**こすったダメージから、急性緑内障になる恐れあり！**

目薬

# ドライアイなので、目薬が欠かせない

涙が不足することなどにより、目が乾いてしまうドライアイ。目がゴロゴロして不快なことから、市販の目薬を頻繁にさしている人は少なくないだろう。しかし、間違った使い方をすると、症状がやわらぐどころか、逆に悪化してしまう場合があるので注意が必要だ。

目薬がドライアイによくないのは、多くの製品に防腐剤が入っているからだ。ドライアイの場合、こういった目薬を使うと、角膜に成分が沈着して傷ができることがある。目薬を使う場合は成分をチェックして、防腐剤の入っていないものを必ず買うようにしよう。ドライアイは目の乾きだけではなく、目の疲れや痛み、かゆみ、目ヤニなどさまざまな症状が出る。素人判断はしないで、眼科医を受診するのがいいだろう。

Check

**防腐剤入りの目薬を使うと、症状が悪化する！**

口臭

# 口臭が気になるので、舌も入念に磨く

口臭を気にする人のなかには、歯だけではなく、舌も念入りに磨いている人がいる。確かに、舌がネバネバしていると、口臭の原因になりそうな気がするかもしれない。白い苔状の舌苔《ぜったい》があれば、なおさらそう思いそうだ。

そこで舌の掃除を心がけているのだろうが、やめておくべきだ。このよかれと思って行う〝健康習慣〟は逆効果。舌を熱心に磨けば磨くほど、口のなかの環境が悪くなっていく。

歯を磨くのと同じように、舌を歯ブラシでゴシゴシこすると、舌乳頭《ぜつにゅうとう》という細かい突起がとり除かれてしまう。表面の組織が傷つくのだから、当然、舌はヒリヒリして痛みを感じる。

しかも、舌乳頭には食べものの味を感じる味蕾《みらい》があるので、味覚障害を起こす原因にもなる。そのうえ、舌の上に唾液がたまりにくくなるので、口のなかが乾いてドライマウスになり、口臭が一層ひどくなってしまう。舌磨きに励むことのメリットは何もなく、デメリットだらけなのだ。

こうした理由から、基本的に舌は磨く必要はない。ただ、舌苔らしきものがある場合、気になるようなら、軽く掃除をしてもいいだろう。この場合、舌乳頭を傷つけたくないので、歯ブラシは使わない。指の腹に塩をつけて、舌の上を軽くなでる程度にとどめよう。

**Check やり過ぎれば、ドライマウスや味覚障害に！**

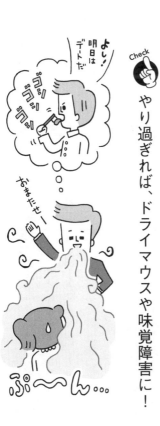

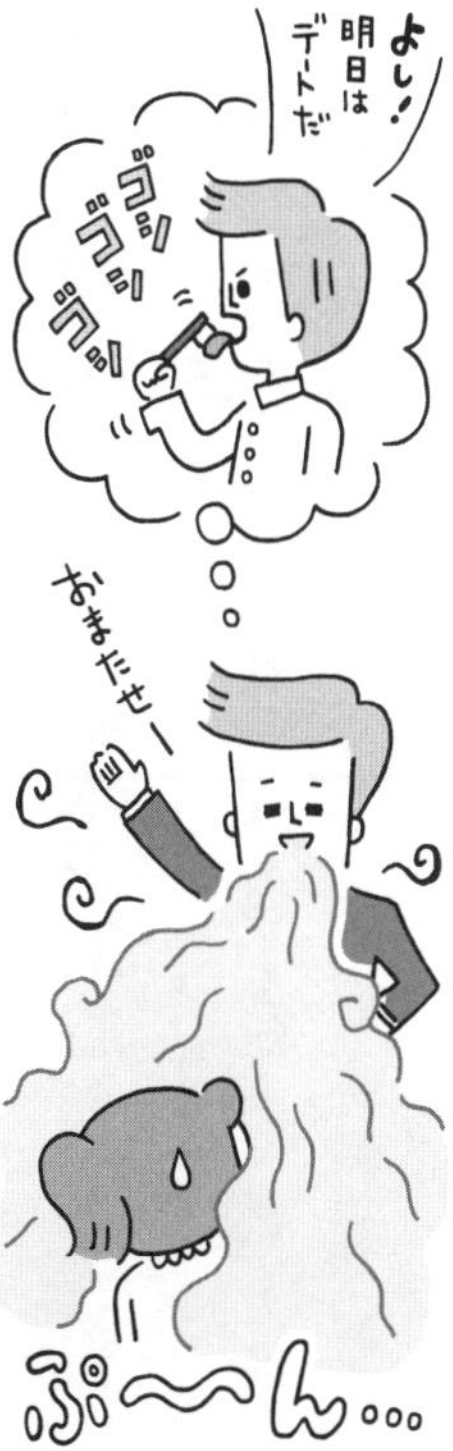
よし！明日はデートだ
ゴシゴシゴシ
おまたせー
ぷ〜ん…

水分補給

# 健康や美容のため、1日2ℓの水を飲む

健康のため、あるいは美容によいからと、「1日2ℓ」の水を飲んでいる人はいないだろうか。人間が1日にとるべき水の量は2ℓ、というのが、この健康法の根拠のようだ。だが、明らかに計算が間違っている。

確かに、人間は1日に体重の4%程度の水分が必要だといわれている。体重が50kgの人の場合、ちょうど2ℓになることから、その分を摂取しなければいけない、という理屈だ。

しかし、当然のことだが、水分は飲み水やお茶、ジュースなどからだけとっているのではない。みそ汁やスープはもちろん、ごはんや野菜、肉、魚などにも水分は含まれており、食事をとるたびに補給されている。

こうした食事から得られる水分は、1日で800mℓ程度。このため、飲み水として必要なのは、残りの1ℓ余りということになる。1日に2ℓの水を飲むというのは、

明らかに水分のとり過ぎだ。

　それに、そもそも夏と冬では発汗量が違うので、必要な水分量は異なる。仕事の内容やライススタイルでも大きく変わるはずだ。こうした条件を考慮せず、誰もが毎日、同じ量の水分をとろうとすること自体がおかしいともいえる。

　この〝健康法〟を習慣にすれば、血流がよくなることから基礎代謝が上がり、無理なくダイエットに効くともいわれる。こうした効果も少しは得られるだろうが、リスクもあることを知っておこう。

　まず、胃液が大量の水分で薄まるので、食べたものを消化しにくくなる恐れがある。腸内環境も悪化することから、免疫細胞の働きが悪くなり、かぜなどの感染症はもちろん、重大な病気になりやすくなるかもしれない。大量に飲み過ぎると、腎臓の働きが追いつかなくなり、低ナトリウム血症を起こすことも考えられる。

　ダイエットに成功しても、健康を失っては元も子もない。水は適量が一番だ。

Check

**内臓の負担が大きく、健康を損ねる可能性大！**

## 腹式呼吸

# 息を口から大きく吸って、口からゆっくり吐く

「腹式呼吸」は健康効果が高いといわれる。大量の空気を吸うことにより、腹部のさまざまな臓器が横隔膜に押されて活発化。大脳も刺激を受けて、自律神経のバランスがよくなるという理屈だ。

この腹式呼吸はどういった呼吸法なのか。大きな呼吸なので、口から吸って、口から吐く人も少なくなさそうだ。しかし、口から息を吸うと、当然、空気中のほこりなどもそのまま吸い込むことになる。それに、口から長く息を吸うのはけっこう難しい。

腹式呼吸は鼻からゆっくり息を吸い、口から少しずつ吐くのが正解。仰向けになって、両手を下腹に置いた姿勢で行うといい。1日1セット、夜にゆったり20回ほど腹式呼吸をする習慣をつけると、緊張をゆるめるのに効果がある。

Check

**鼻から息を吸って、口から出すのが正解**

ひざの痛み

# ひざが痛いので安静にしている

高齢者はもちろん、50歳代でも悩まされる人が少なくないのがひざの痛み。動いて刺激を与えるのはよくないからと、努めて安静にしている人は多いのではないか。動かないでいると、痛みを感じることはないだろう。だが、安静にしてばかりでは、そのひざはさらに悪くなってしまう。

ひざの痛みでも格別多いのが、軟骨のトラブルである「変形性ひざ関節症」。この病気になったら、じっと動かないでいるのは禁物。血流が悪くなって炎症が起こり、症状は一層悪化してしまうのだ。

ひざの痛みをやわらげるには、適度な運動が効果的。痛みのない範囲内で、椅子に座っての足踏みや、ひざを伸ばした状態での足上げなどを行うようにしよう。

Check 血流が悪くなって一層悪化！ 適度な運動でやわらげよう

便秘

# トイレのときは、強くいきんで頑張る

便秘気味の人はトイレにこもっても、目的をなかなか達成できない。何とか出そうと頑張り、いきむのが習慣になっている……こういう人は要注意。いつ、痔になってもおかしくない。

便が出ないのに強くいきみ続けるのは、肛門に対する負荷が大き過ぎる。3分頑張っても出ない場合は、とりあえずあきらめるのが肝心。直腸まで便が下りていないのなら、いくらいきんでもムダなのだ。

いきむときには、姿勢も大事。やや前かがみになって、かかとを上げると、腹に力が入りやすくなる。しかも、肛門が開きやすいので、便が出やすい。食事では食物繊維はもちろん、便の〝滑り〟をよくするため、油脂をとるのも有効だ。

Check

**痔になりやすいので、いきむのは3分まで**

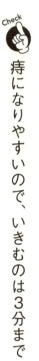

# 残念なアンチエイジングの健康習慣

ある程度の年齢になると、
誰もが大いに気になる
アンチエイジングの方法。
カン違いをなくしておかないと、
逆に老けていく可能性あり！

コーヒー

たるみ

亜麻仁油

…など

骨

# 骨を丈夫にするために、牛乳をよく飲む

高齢になっても元気で暮らすには、骨が丈夫でなければいけない。そこで、骨密度を高めておこうと、毎日、牛乳を飲むことを習慣にしている人は多いだろう。

確かに、牛乳にはカルシウムが豊富に含まれている。しかし、牛乳を飲むだけで骨が丈夫になると思うのはカン違い。いくらカルシウムを大量に摂取しても、同時にマグネシウムもとらないと骨は強くならないのだ。

マグネシウムを豊富に含んでいるのは大豆や海藻、貝類など。牛乳や乳製品にはあまり含まれていないので、こうした食品を一緒に食べるようにしよう。

じつは、カルシウムもマグネシウムも豊富なのが、しらす干しやイワシの丸干しといった小魚。こうした食品は、単品で効率よく骨を強くすることができる。

Check マグネシウムを一緒にとらないと、骨は強くならない

コーヒー

# 深煎りコーヒーを飲んで、ポリフェノールで若返り

コーヒーは近年、ポリフェノール豊富な飲み物であることが知られてきた。その高い抗酸化作用はアンチエイジングに有効だと、毎日、健康づくりのためにコーヒーを飲んでいる人もいるだろう。

しかし、その愛飲するコーヒーが深煎りなら、望むような健康効果は得られない。コーヒー豆に含まれるポリフェノールの主成分、クロロゲン酸は熱に弱い。長く焙煎するほど減っていくので、深煎りにはほとんど含まれていないからだ。

その一方で、長く焙煎すると、血栓防止やリラックス効果のある成分が増えていく。このため、一概に浅煎りがよく、深煎りが悪いともいえない。ただ、アンチエイジング効果を求めるのなら、浅煎りに限るのは確かだ。

Check ポリフェノール豊富なのは浅煎り！ 深煎りにはほとんどなし

# 肌に張りを出すため、コラーゲンを塗る

アンチエイジングを目指す女性にとって、コラーゲンは大きな希望。いうまでもなく、肌をプリプリにするため、重要な働きをしている成分だ。一般的な食品のなかでは、鶏の皮や手羽先、牛スジ、牛テール、豚足、豚バラ肉、ウナギ、エイヒレなどに多く含まれている。

こうした食品のほかにも、コラーゲンを主要な成分とするサプリメントや化粧品が開発されており、女性を中心に人気は高い。食品よりも効率よく摂取できるので、プリプリ効果はさらに期待できそうだ。特に、肌に直接塗るタイプの化粧品は、すぐにでも効きそうな気がする。

しかし、残念ながら、こうした化粧品を肌に塗ってもプリプリになるわけではない。皮膚でコラーゲンが存在しているのは、表皮の内側にある真皮《しんぴ》。コラーゲンは分子が大きいため、そこまで到達することができないのだ。

化粧品のなかには、分子量の小さなコラーゲンを配合したものもあり、こうしたタイプは真皮まで達することができる。けれども、こうした低分子のコラーゲンは、コラーゲンそのものではないので、まったく同じ働きはできない。

ただし、コラーゲンを配合した化粧品には、高い保湿効果があることがわかっている。肌そのものをプリプリにすることはできないものの、しっとりと美しく保つという美容効果はあるわけだ。

一方、コラーゲンをたっぷり含んでいるサプリは効果があるのだろうか。やはり、こちらの商品も直接的な効果は期待できない。

コラーゲンはたんぱく質の一種。このため、食事でとっても、サプリで摂取しても、いったんアミノ酸に分解されてから吸収される。アミノ酸はその後、たんぱく質に合成し直されて体に定着するが、このとき、コラーゲンに戻るかどうかはわかっていない。サプリを使う場合は、過剰な期待はしないほうがいいだろう。

Check

**肌を通過しない！ ただし、保湿効果は認められている**

たるみ

# 体がたるんできたので、ダイエットに励む

重力に逆らえず、垂れ下がってきた下腹。触るとぷよぷよ揺れる二の腕……。こうした体のたるみに気づき、食事制限でダイエットに励む。よくある話だが、これだけでは目標を達成することは難しい。

年齢とともに目立ってくるたるみは、太ったからというよりも、筋肉の衰えが原因となることが多い。このため、体重を落とすことに成功しても、無残なたるみはなかなか解消されないのだ。

年をとるにつれて筋肉がたるんでくるのは、ある程度、仕方がないことだ。筋肉の表面には、筋膜という薄い膜がある。若いときにはピンと張って、なかの筋肉をしっかり包んでいるが、加齢とともに徐々にゆるんでしまう。この結果、筋肉がたるむようになってくるのだ。

また、腹筋とインナーマッスルが衰えると、内臓を支え切れなくなり、下腹がたる

んで、ぽっこりふくらんでくる。こうした筋肉の変化に、基礎代謝量の低下による脂肪の蓄積が加わり、一層、体がたるんで見えるようになるわけだ。

こうした体のメカニズムから、たるみを解消するには運動が必要不可欠。中年以降の運動といえば、ウォーキングなどの有酸素運動を思い浮かべるかもしれないが、筋肉はつきにくい。より有効なのは、器具や自分の体重で負荷をかける筋トレ。たるんでいる部分を集中的に鍛えれば、再びたるみのない体に戻すのは十分可能だ。

Check

**大きな原因は筋力低下。筋トレにトライしよう！**

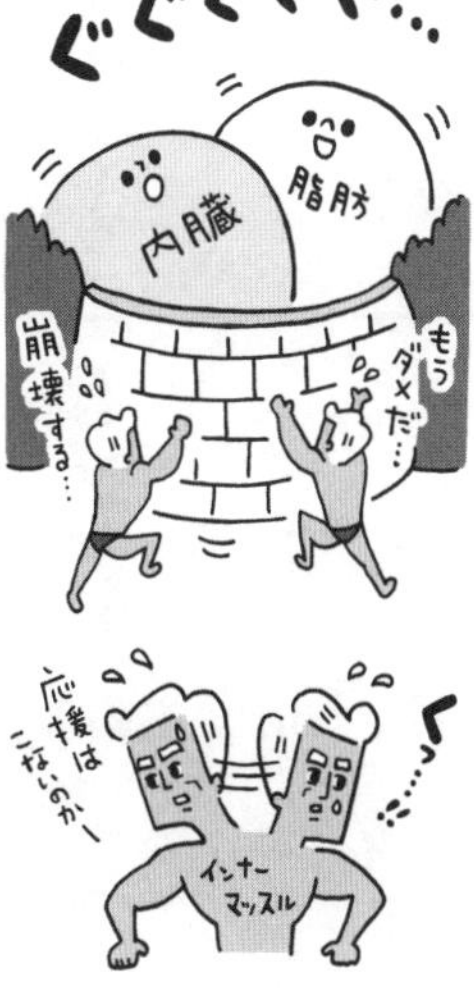

しわ

# しわやたるみ解消に、顔をマッサージする

しわやたるみを予防しようと、自己流のマッサージを続けていると、何だか肌が荒れてきた……。こうしたケースは少なくないようだ。

自己流マッサージのやり方を誤ると、アンチエイジングの効果を得られるどころか、しわや肌荒れの原因になってしまう。間違いで多いのは、力を入れ過ぎてマッサージすること。肌が強くこすられると、その摩擦で肌は荒れやすい。逆に血行が悪くなり、むくみの原因になってしまうこともある。リフトアップをしようと、必要以上に引っ張るのも厳禁だ。皮膚が伸びて、逆にしわやたるみが目立つようになってしまう。

自分でマッサージをすると、それほど力を加えていないつもりでも、肌には相当な負荷がかかっていることが多い。とにかく優しく行うことが大切だ。

Check 必要以上に力が加わると、逆にしわやたるみの原因に！

目の下のクマ

# マッサージでほぐしてなくす

朝起きたら、目の下にクマができていた……。寝不足や疲れているときなど、こうしたことはよくある。クマがあると、老けて見られたり、不健康そうに思われたりと、いいことはない。

そこで、目の下を指の腹でマッサージ。血行をよくして、クマをなくそうとしたことはないだろうか。かなり効果が上がりそうな気がするかもしれないが、皮膚のトラブルにつながりかねないので禁物だ。というのも、目の下の皮膚はとても薄く、刺激を与え過ぎるとダメージで色素が沈着し、クマが一層ひどくなる恐れがある。

突然現れたクマの場合、十分な睡眠をとるのが解消に向けた第一の対策。そのうえで体を動かせば、血行がよくなって改善に向かうことが多い。

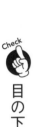

Check 目の下の皮膚は薄いので、マッサージは禁物！

# 亜麻仁油

## サラダや炒めものなど、いろいろな料理に使う

美容と健康への効果が大きく、認知症の予防にもなるということで話題の亜麻仁油《あまにゆ》。少々値段の張る油ながら、毎日の食生活にとり入れている人は多いだろう。体によいのなら、いっぱい摂取しようと、ドレッシングはもちろん、みそ汁に入れたり、炒めものに使ったりと、さまざまな料理に利用している人もいそうだ。

しかし、亜麻仁油を加熱料理に使うのはNGだ。高熱が加わるとたちまち酸化し、強い匂いが発生するので、基本的にはドレッシングなどの生食で使うようにしよう。ただし、よそったみそ汁に加える程度では酸化しないから、使ってもOKだ。

亜麻仁油は、空気に触れることでも酸化しやすい。開封したら冷蔵庫で保存し、1～2か月のうちに使い切るようにしよう。

Check 加熱すると酸化するので、炒めものなどには厳禁！

# 残念な筋トレの健康習慣

ダイエットにも体づくりにも、欠かせないのが筋トレ。筋肉を傷めることなく、高い効果を上げられるように、日ごろのやり方を見直そう。

回数

背筋

プロテイン

…など

回数

# 筋トレは回数が多いほど効果的

「オレは腕立て伏せが100回できる」「腹筋なら200回までいける」といったように、自分がいかに筋力があるのかをアピールする人がいる。本人は自慢しているつもりなのだろうが、筋トレのことをわかっていないのは明白だ。

腕立て伏せを100回続けると、確かに、筋肉の持久力は伸びるかもしれない。しかし、あるトレーニングを15回以上できるようなら、筋肉を大きくする効果はほとんどない。特にスポーツをしていない人の場合、基礎代謝量を高めるため、筋肉の量を増やすことを考えたほうがいいだろう。

筋肉を効率的に太く、強くするためには、全力を出し切るほどではないものの、ちょっとキツイ程度の負荷が必要だ。例えば、ある重さのダンベルを10回持ち上げたとき、あと2回できるか、できないか……という、全力の70～80％程度の負荷のかけ方が最もいい。こうした負荷のかかる運動を10回1セットとし、30秒～1分のインターバルを置きつつ、３セットやるのが筋トレの基本だ。

10回程度なら余裕でこなせるようでは、負荷のかけ方が相当甘い。ましてや、50回、１００回続けられる場合、全身運動にはなるものの、ある部分の筋肉を狙って太くすることはできない。

ちょっとキツイ負荷の筋トレを続けていると、やがて筋力がついて、楽にこなせるようになってくる。そうなったら、少し負荷を強くするようにしよう。

**Check 回数は意味なし！ 70～80%の力で10回できる運動を**

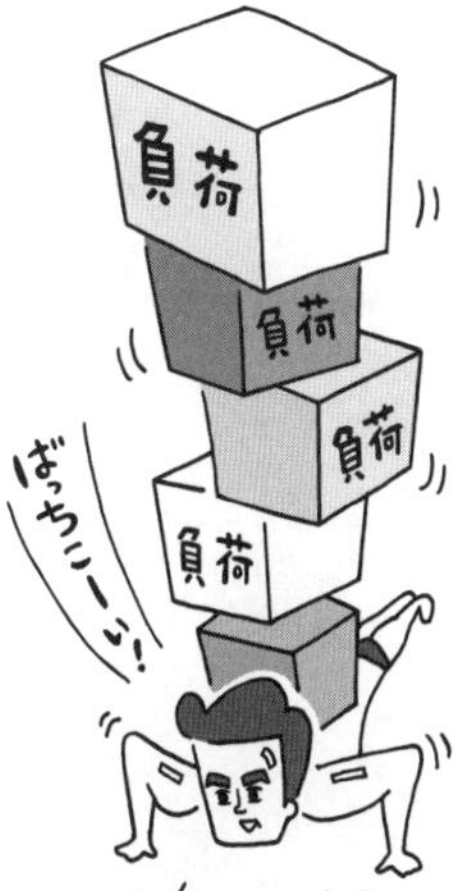

頻度

# 筋トレは毎日続けないと意味がない

ウォーキングは毎日行えば、心肺機能がよくなるといった健康効果を得られる。筋力づくりも同じだと、毎日、筋トレに励んでいる人がいるようだ。

しかし、これは大きな間違いだ。毎日、筋トレを行っても、筋肉を大きくするという目標は達成できない。それどころか、思わぬケガをしたり、疲れのためにトレーニングの質が落ちたりすることもある。

じつは、ある程度負荷の大きな運動をすれば、それだけで筋肉がすぐに強化されるわけではない。トレーニングをしたあとは、ダメージから回復させる時間が必要なのだ。疲れて傷ついた筋肉は、こうして、いったん休ませることによって増えていく。このメカニズムを「超回復」という。

超回復に必要な時間は、短い場合はおよそ48時間、強い負荷がかかった場合は72時間程度とされている。このため、筋トレを行ったら、次のトレーニングまで2～3日空けることが大切だ。

　こうした点から、筋肉を増やすには週2〜3回のトレーニングが理想的だとされている。いままでカン違いしており、毎日一生懸命に筋トレに励んでいた人は、ペースを落とすようにしよう。

　ただし、週2〜3回がベストとはいっても、高校卒業以来、何10年も運動をしたことがない人がはじめる場合、いきなりこのペースで続けるのは厳しいかもしれない。まずはトライ。翌日の筋肉痛が想像以上にひどかったら、とりあえずは週1回程度に抑え、様子を見ながら、徐々にペースを上げていくのがいいだろう。

　健康づくりのために筋トレをはじめるなら、まずは運動の習慣をつけるために、あえて毎日行うようにする手もある。この場合、今日は腕と胸の筋肉の強化にあて、明日は腹部を鍛え、明後日は足腰に重点を置くといった具合に、毎日、鍛えるところを変えながら続けるようにしよう。

Check

**週2〜3日のほうが、筋力アップにずっと効果的！**

時間帯

# 疲れてぐっすり眠るため、寝る前に筋トレに励む

筋トレをするのは、寝る前が最適という説がある。睡眠直後は成長ホルモンが分泌されるので、体を回復させるのにぴったり。しかも、トレーニングで疲れるのですぐに眠れるというのが理由だ。

一理あるように思えるかもしれないが、試してはいけない。寝る直前は、体が休養モードに入っているため、体温が低くなっており、トレーニングをしても効果が出にくい。また体がせっかく寝る準備に入っているのに、ここで運動をすれば交感神経が活発化し、眠りが浅くなってしまう。

筋トレに限らず、運動に最も適しているのは、1日のなかで最も体温が高く、交感神経が活発に働く夕方の4時から6時ごろだ。

Check

**体は動かず、眠りは浅くなる。いいことなし！**

背筋

# 腕の力も使って、上半身を勢いよく上げる

丸まった背すじをピンと伸ばすには、しっかりした背中の筋肉が必要。そこで、美しい姿勢を手に入れたいと、背筋を鍛えるトレーニングに励んでいる人もいるだろう。背筋といえば、うつ伏せになった姿勢から、上半身を起こす運動。簡単な動きなのだが、間違って行っている人が少なくない。

やりがちな誤りのひとつは、腕を使って勢いをつけることだ。手を床につけた姿勢から行うと、この悪い動き方になりやすい。腕の力を使わないように、手をあごの下で組み、その姿勢のままで上半身を起こすようにしよう。

脚を一緒に上げてしまうのも、やりがちな誤り。こうすると、背筋が反り過ぎて傷める危険がある。上半身だけをゆっくり上げるのが正解だ。

Check

**上半身だけの力で行わないと効果なし！**

腕立て伏せ

# スピード重視で、筋力アップ

腹筋運動と並んで、自宅でできる筋トレの代表が腕立て伏せ。自分の体重をしっかり使えるので、シンプルながら効果の大きいトレーニングだ。しかし、これも正しいやり方が意外に知られていない。

よくある間違いが、スピード重視の腕立て伏せ。リズムよくこなせるかもしれないが、それでは全身運動になってしまう。しかも、勢いをつけて行うと、最初に動かす一瞬しか筋肉の力はほとんど発揮されない。

狙った部位の筋力を効率良くアップするには、ゆっくりした動きで行うのが正解だ。腕立て伏せの場合、息を吸いながらゆっくり腕を曲げ、吐きながらゆっくり腕を伸ばす。スクワットなどのほかの筋トレでも、決して勢いをつけないようにしよう。

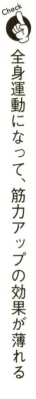

Check

**全身運動になって、筋力アップの効果が薄れる**

腕立て伏せ

# 両手を肩幅の広さに開いて行う

胸が分厚いと、シャツを着ていてもたくましく見える。大胸筋を大きくする筋トレといえば、最も手軽に行えるのが腕立て伏せ。そこで、日々、腕立て伏せに励んでいる人もいることだろう。

とはいえ、一生懸命に行っても、なかなか胸板が厚くならない……こうした場合、床につける手の幅が良くないのかもしれない。手幅は肩幅の広さが正解と思っている人もいるだろうが、大胸筋にもっと負荷をかけるには、肩幅の1・5倍程度がいい。筋力のない人の場合、最初はひざをついて行ってもかまわない。

一方、腕も太くしたいなら、手の幅を肩幅よりも狭くしよう。大胸筋に効く力は小さくなるが、上腕三頭筋（腕の後ろ部分の筋肉）にかかる負荷はより強くなる。

Check

**胸板を厚くしたいなら、手幅を肩幅の1・5倍に開く**

プロテイン

# 筋トレの効果を上げるため、必ず飲む

マッチョを目指す人たちやスポーツ選手は、筋トレをしたらよくプロテインを飲む。これにならって、同じようにしていたら次第に太ってきた……。こうした残念な失敗は、けっこうあり得る。

本気で筋力アップのトレーニングをしている人は、通常の1・5倍から2倍のたんぱく質が必要といわれる。この量を肉や魚で食べるのは大変なので、サプリメントで補給しているわけだ。

一方、それほどでもない運動量の人が、プロテインを飲むのを習慣にすると、明らかにカロリーのとり過ぎになる。当然、運動で燃やされない分は脂肪になるので、太ってしまう。プロテインは本当に必要とする人だけが飲むものなのだ。

Check

**運動量が足りないと、間違いなく太ってしまう！**

# 残念な食事の健康習慣

栄養をムダにしたり、体に悪い食べ方をしたりと、残念な食事をしてはいないか。正しい知識を覚えて、今日からちゃんと改めよう。

トマト

ナッツ

牛乳

…など

夕食

# 帰宅時間が遅くても、ちゃんと自炊する

仕事が忙しいと、帰宅が遅くなってしまうこともあるだろう。それでも、食事をとらなければ健康に悪い。こういった場合、いつものようにしっかり自炊をする、あるいは、仕方がないので惣菜や弁当を適当に買って済ます。このふたつのうち、正しい選択はどちらだろうか。

答えは後者。スーパーやコンビニで、できるだけ栄養バランスのいいものを買って、帰宅後、すぐに食べるほうがいい。

遅く帰宅して自炊するのがよくないのは、調理に時間がかかって、食事をとるのがさらに遅くなるからだ。そうなると、夕食を食べて、それほど時間がたたないうちに眠らざるを得ない。これではデメリットが多過ぎる。

寝ている間も胃腸は盛んに働き続けるため、体がしばらく休まらない。しかも、横になったとき、胃にまだ食べたものが入っていると、食道に逆流する「逆流性食道

炎」になりやすい。強酸性の胃液によって食道が炎症を起こし、胸やけや胸の痛みが起こる病気だ。

食後に血糖値が高い状態が続き、インスリンが分泌されるのも問題だ。寝ている間は体を動かさないので、エネルギーをほとんど使わない。このため、血液中のブドウ糖が脂肪細胞に一層とり込まれやすくなる。血糖値が高いと成長ホルモンの分泌が抑制されるので、昼間の疲れがとれにくいのに加えて、皮膚の修復といった美容の面にも悪い影響を与えてしまう。

食事をしてから消化するまでには、最低でも2～3時間はかかる。夕食をとったあと、このインターバルを空けてから、布団に入るようにしたいものだ。

帰宅が遅くなり、寝るまでの時間がそれほどない場合は、できるだけ胃腸に負担をかけない食事をとりたい。血糖値を上げる原因となる糖質が少なく、消化も早いメニューを軽めに食べるのがいいだろう。

**Check 寝る直前の食事は、逆流性食道炎などのリスクが高い**

トマト

# 加熱すると栄養が減るので、サラダで生食する

トマトはいつも生食という人は、加熱すれば栄養分が減ってしまうと思っているのかもしれない。しかし、これは残念な習慣だ。栄養面からいえば、トマトは加熱調理するほうがずっといい。

トマトならではの栄養が赤い色素の「リコピン」。強い抗酸化作用があり、生活習慣病を予防する効果が期待できるウレシイ物質だ。

このリコピンには「トランス体」と「シス体」というふたつのタイプがある。生のトマトに多いのはトランス体だが、食べて吸収されやすいのはシス体のほうだ。このため、トマトをサラダで食べても、リコピンは効率よく摂取できない。

そこで、加熱調理の出番。トランス体のリコピンは、油を使って加熱するとシス体に変化するのだ。こうして食べると、生食するよりも、リコピンを3倍から5倍も多く吸収することができる。

しかも、ただ油で加熱するだけでなく、ニンニクやタマネギと一緒に調理すれば、さらに効率よくシス体に変化することが最近わかってきた。ニンニクやタマネギ独特の香り成分が、構造変化を促進すると見られている。

イタリア料理で使われるトマトソースは、まさにこの作り方。加熱すると甘みが増すのに加えて、栄養面でも理にかなった調理の仕方だったのだ。これからはトマトソース煮やラタトゥイユを食卓に多く登場させるようにしよう。

**Check イタリアン風のソースにすれば、リコピンを数倍も吸収！**

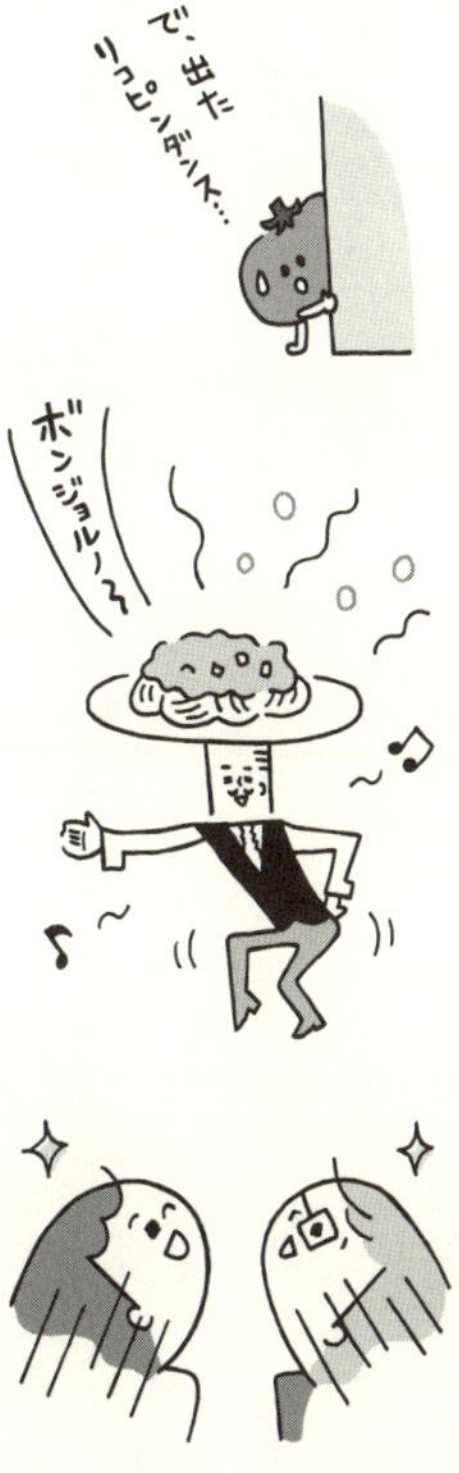

ゴマ

# すりゴマは面倒なので、いつも炒りゴマをかける

ゴマは香りがよく、栄養豊富なので大好き。でも、使うたびにするのは面倒なので、いつも炒りゴマ。こうした人は多そうだが、これではゴマを食べる意味がない。

ゴマは脂質のほかにカルシウム、マグネシウム、鉄分、食物繊維などを豊富に含む健康食品。しかし、炒りゴマをそのまま食べても、こうした栄養を吸収することはできない。というのもゴマの殻は非常に固く、人間の胃腸では消化できないので、もったいないことに殻のまま排泄されるのだ。

ゴマの栄養をまるごと摂取するには、食べるたびにすりゴマにするのが一番。便利なパック入りのすりゴマも市販されているが、油が酸化しやすいので、開封したら急いで食べ切る必要がある。

Check 殻が固いので、すりゴマにしないと栄養をとれない！

ホウレンソウ

# もちろん、根と根元を切って調理する

「緑黄色野菜の王様」ともいわれるホウレンソウ。β-カロテンやビタミン、ミネラルなどの栄養が豊富で、なかでも鉄分は野菜のなかでも屈指の多さ。毎日でも食卓に登場させたい健康野菜だ。

しかし、ホウレンソウを調理する際、ほとんどの人が残念な下ごしらえをしている。間違っているのは、根と根元を切り落としていることだ。じつは、この部分には非常に多くの鉄分が含まれている。赤く見えるのは、鉄分がたっぷり詰まっているからなのだ。

葉野菜は普通、根と根元を切って調理するが、ホウレンソウだけは例外。葉と一緒に、炒めものなどにして食べるようにしよう。

Check

**鉄分豊富なので、捨てないで食べる**

## モヤシ

# 食感が悪いので、ひげ根は全部とって調理する

モヤシは値段が安くて、使い勝手もいい便利な野菜だが、先端にあるひげ根の食感が悪いのが玉にきず。料理にこだわる人ほど、このひげ根を丁寧にとり除いてから調理しているのではないか。しかし、栄養面を考えるなら、そんな面倒なことはやらないほうがいい。

モヤシのひげ根なんて、ただ邪魔なだけ。こう思っている人がほとんどだろうが、大きな誤解。もじゃもじゃとしたこの部分には、意外にもビタミンCや食物繊維が豊富に含まれているのだ。

家庭で味わう料理は、栄養優先がいいのではないだろうか。モヤシのひげ根くらい、かまわず食べるようにしよう。

Check

**ビタミンCや食物繊維が豊富なので、そのまま食べよう**

ナッツ

# カロリーが高いので食べない

アーモンドやくるみなどのナッツ類は最近、健康への効果が注目されているものの、カロリーが高いから食べたくない、という人も少なくない。確かにナッツ類は油脂をたくさん含む食品だ。カロリーを考えたら、食べないほうがいいのだろうか。

答えは、積極的に食べるべき。ナッツ類を週１回食べる人は、死亡率が７％減るという研究もあるほどだ。健康によい理由は、高いカロリーの元である油。ＬＤＬ（悪玉）コレステロールを増やさず、ＨＤＬ（善玉）コレステロールを減らさないオレイン酸がたっぷり含まれており、生活習慣病の予防効果が期待できる。

ナッツ類にはほかにも、抗酸化力の強いビタミンＥ、食物繊維、ミネラルなどが豊富。塩分や砂糖が無添加のものを選び、毎日、ひとつかみ程度を食べるようにしよう。

Check

**オレイン酸やビタミンEの効果で、死亡リスクが下がる！**

牛乳

# 消化をよくするため、よく噛んで飲む

子どものころ、「牛乳はよく噛んで飲みなさい」と言われなかっただろうか。噛むと唾液とよく混ざり、消化しやすくなる、というのがその理由とされる。

しかし、唾液と混ぜ合わせるという点ではまったく意味はない。唾液に含まれる消化酵素は、でんぷんを分解しやすくするアミラーゼ。いくら牛乳と混ぜても、消化しやすくなるわけではないからだ。

とはいえ、噛むことはまったくムダではない。胃液の分泌が促され、併せて、胃の粘膜を保護する粘液も分泌されるからだ。この点から、一見、ムダに思える噛むという行為にも、若干の意味はあるといえる。ただ、子どものころに親に言われて頑張ったほど、まじめに噛む必要はないだろう。

Check

**唾液と混ぜることに意味はないが、ムダではない**

# 残念なダイエットの健康習慣

ダイエットに挑戦しても、なかなか成功しないのは、やり方が間違っているから。すっきりやせられて、しかも、リバウンドしない方法を覚えよう。

食事制限

肉

朝食

…など

食べる順番

# トマトサラダから先に食べて、血糖値コントロール

最近、ごはんの前に野菜を食べるのは、一般的な習慣になってきた。野菜の食物繊維が小腸での糖質の吸収をゆるやかにし、血糖値の急上昇を抑制。血液中のブドウ糖が脂肪細胞にとり込まれにくくなり、ダイエットに効果的というわけだ。

とはいえ、トマトが大好きだからと、いつもトマトサラダを真っ先に食べるのはNGだ。葉物野菜とは違って、トマトには糖質が多く含まれているので、逆に血糖値が上がってしまう。なかでも、甘くて糖度の高いフルーツトマトはその傾向が強い。同じ意味から、ジャガイモやカボチャ、トウモロコシなども最初に食べないほうがいい。

野菜の次に食べたいのは、消化の遅い肉や魚。外食で野菜料理がない場合、まず肉や魚料理を口にして、そのあとでごはんを食べ進めるようにしよう。

Check トマトは糖質が多く、血糖値が上がるので逆効果！

糖質の種類

# 糖質制限をしているから、チャーハンも食べない

糖質を控えているので、いつもごはんは少なめにしており、チャーハンもめったに食べない。こういった食生活を送っている人は多そうだ。糖質制限でダイエットをする場合、白米を控えめにするのは正しいが、チャーハンまで食べないというのはカン違い。白米とは違って、食べてもOKなのだ。

油を使って炒め、具材も入ったチャーハンは、もちろん白米よりもカロリーが高い。しかし、糖質制限のダイエットで重要なのは、いかに血糖値を上げないようにするか。チャーハンは油でコーティングされており、肉や野菜も一緒に食べるため、意外にも血糖値が上がりにくいメニューなのだ。糖質はそれ単体ではなく、たんぱく質や脂質、食物繊維と一緒にとるようにしよう。

Check

**油や具材と一緒に食べるので、血糖値が上がらない**

## 太りぎみ

# 〝ちょいでぶ〟なので、ダイエットに励む

女性の場合、少し体重が増えただけで、すぐにダイエットをしようとする人が多い。しかし、その努力は本当に必要なのだろうか。

肥満を測るための指数に「ＢＭＩ」というものがある。体重（kg）を身長（m）の2乗で割ったものだ。「普通」は18・5以上25未満で、〝ちょいでぶ〟の「肥満（1）」が25以上30未満、一見して太っていると見える「肥満（2）」が30以上35未満、といった具合に分類されている。

最も病気になりにくいとされるのは、日本では「ＢＭＩ22」の体格の人。しかし、ＢＭＩと死亡率の関連性を調べたさまざまな研究によると、実際はかなり違うようだ。じつは多くの研究で、最も死亡率が低くて長生きするのは「肥満（1）」の人という結果が出ている。

このランクの最も下に当たる「ＢＭＩ25」は、身長が１６０㎝の場合、体重は64kg

ということになる。女性の場合、多くの人が「ダイエットしなきゃ」と思うような体つきではないだろうか。しかし、健康上、こうした体格が理想的なのだ。

明らかに太り過ぎの場合、生活習慣病のリスクが高くなるので、体重を減らしたほうがいい。しかし、ちょいでぶ程度では、ダイエットする必要はまったくないのだ。じつは、肥満よりも健康に悪いのはやせ過ぎ。ファッションモデルのようなスタイルを目指すのは、わざわざ病気になる確率を高めるようなものだ。

Check
**最も長生きするので、ダイエットの必要なし！**

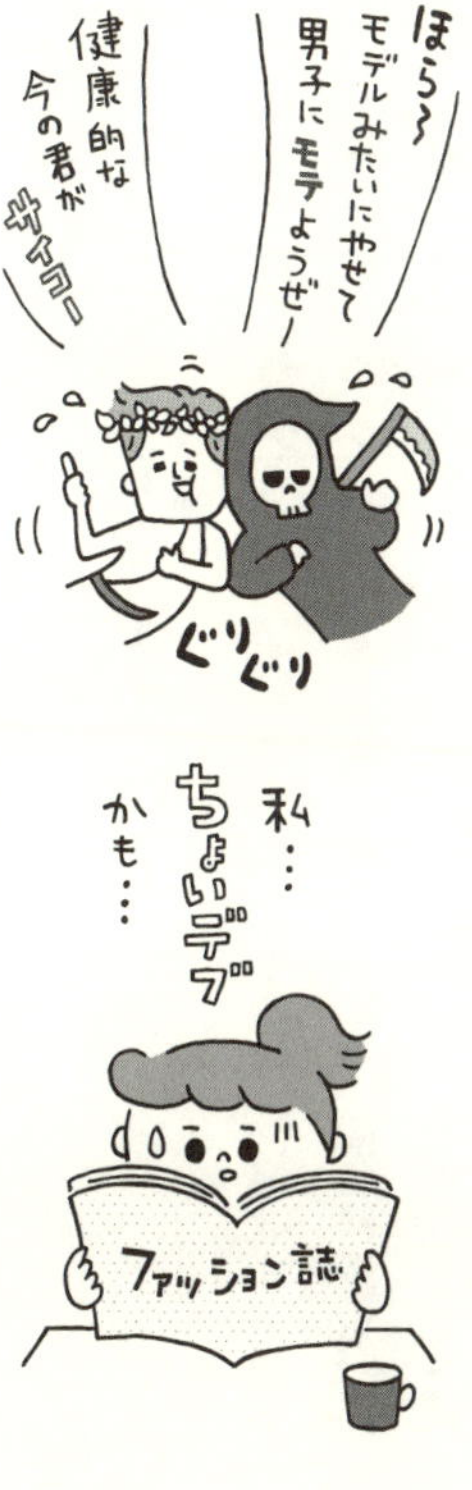
ほら〜
モデルみたいにやせて
男子にモテようぜ
健康的な
今の君が
サイコー
ぐりぐり
私…
ちょいデブ
かも…
ファッション誌

食事制限

# 食べる量を減らし、摂取エネルギーを抑えてダイエット

ダイエットは要するに、単純な足し算引き算。消費エネルギーよりも摂取エネルギーを少なくすれば、その分だけやせていく。こう考えて、食べる量を極端に減らして、体重を落とそうとする人がいる。しかし、このやり方では体調を崩しやすいうえに、リバウンドの際に太りやすい体になる恐れもある。

食べる量を減らすダイエットでは、ごはんなどの糖質だけではなく、たんぱく質やビタミン、ミネラルなどの摂取量も減ってしまいがちだ。その結果、免疫力が低下して、体調を崩したり、病気になりやすくなったりする。

摂取エネルギーが大きく減るので、目的である体重減少にはいったん成功するかもしれない。しかし、体重が低下する場合は、余っている脂肪だけではなく、筋肉や骨の量も落ちやすい。たんぱく質の摂取量が減っていればなおさらだ。

筋肉は体のなかでも、エネルギーを燃やすための重要な部分。その量が減ると、生

命維持に最低限必要な基礎代謝が低下する。この結果、摂取したエネルギーを消費しにくい、太りやすい体に変わっていく。

加えて、摂取エネルギーが足りない状態が続くと、体が危機感を覚えて、通常よりも脂肪をため込もうとする働きも出てくる。この体のメカニズムからも、ダイエット前よりも太りやすくなってしまう。

しかも、厳しい食事制限をする場合、食事のたびに相当なストレスがたまる。このため、気力が続かずリバウンドしやすい。

いったんダイエットを中断すると、すでに太りやすい体に変わっているため、あっという間に体重は増加。そのうえ、ダイエット前と比べて筋肉が減っているので、一層、不健康な太り方をすることになる。

極端な食事制限は、すでに時代遅れのダイエットといっていい。期待するような効果はなかなか得られないので、適度な糖質制限と運動の組み合わせがおすすめだ。

**太りやすい体に変わり、リバウンドしやすい！**

リバウンド

# どうせリバウンドするから、ダイエットはムダ

ダイエットしても、どうせリバウンドするので、やってもムダ。こう思って、やせることをあきらめている人はいないか。

じつは体重が落ちていくと、脳が生命の危険を感じて、食欲の増進やエネルギーをため込むことを体に命じる。これがダイエット後にリバウンドしてしまう大きな原因のひとつだ。ただし、このメカニズムは急激なダイエット時に働くもので、体重がゆるやかに減っていく場合、脳は危険に気づかないとされている。

脳をあざむくには、減量は1か月に体重の4％以内にとどめること。体重が60kgの人なら、毎月2・4kg以内のダイエットを心がければ、脳の働きのうえではリバウンドしにくくなる。ダイエットに短期決戦は禁物だ。

Check

**ひと月に体重の4％以内の減量ならリバウンドしにくい！**

肉

# 肉を食べると太りやすいから食べない

肉料理は大好きだけど、カロリーが気になって……こう思って、食べるのを我慢している人はいないだろうか。でも、これからは好きなように食べていい。肉料理は太りやすいどころか、ダイエットの大きな味方なのだ。

ダイエットで肉を控えると、筋肉の材料を補給できなくなるので、基礎代謝が次第に落ちてしまう。筋肉量を増やし、消費エネルギーを増やすために、肉は積極的に食べるべきだ。

加えて、肉を消化、吸収するのには時間がかかる。つまり、他の食材よりも、食べること自体で消費エネルギーを多く使うのだ。ダイエットを効果的に行い、リバウンドのない体にするために、肉は意識して食べるようにしよう。

Check 食べるだけでエネルギーを使い、基礎代謝もアップする！

料理の味

# ダイエット中でも、こってり味のものを食べる

糖質制限のダイエットでは、ごはんやめん類などの糖質以外のものは、基本的に、好きなものを好きなだけ食べていいとされる。しかし、それでも例外はあるので、覚えておいて実行しよう。

頻繁に食べてはいけないのは、油をたっぷり使った〝こってり味〟の食べものだ。こうしたものを食べると、脳のなかでドーパミンという神経伝達物質が分泌される。ドーパミンは別名〝快楽物質〟といわれ、「気持ちいい」「心地いい」などと感じたときに作られることがわかっている。

ドーパミンがダイエットに悪影響を与えるのは、分泌されると、「もっと食べたい」という欲求が生まれてしまうからだ。この結果、食欲がコントロールできなくなり、こってり味のものを次から次に食べたくなる。

「やめられない、とまらない」というキャッチフレーズの商品があったが、まさにそ

の状態になってしまうわけだ。

さまざまな味の食べもののなかで、ドーパミンが最も分泌されるのが〝こってり味〟。次いで、〝甘い味〟のものだ。確かにそういった味のものには中毒性がありそうだと、何となく、感覚的にわかるのではないだろうか。

食べてはいけないものが少ない糖質制限ダイエットでも、さすがにこうした味つけを好んで食べるのはよくない。好きな味でも、自重するようにしよう。

Check もっと食べたくなり、ダイエットに失敗する可能性大！

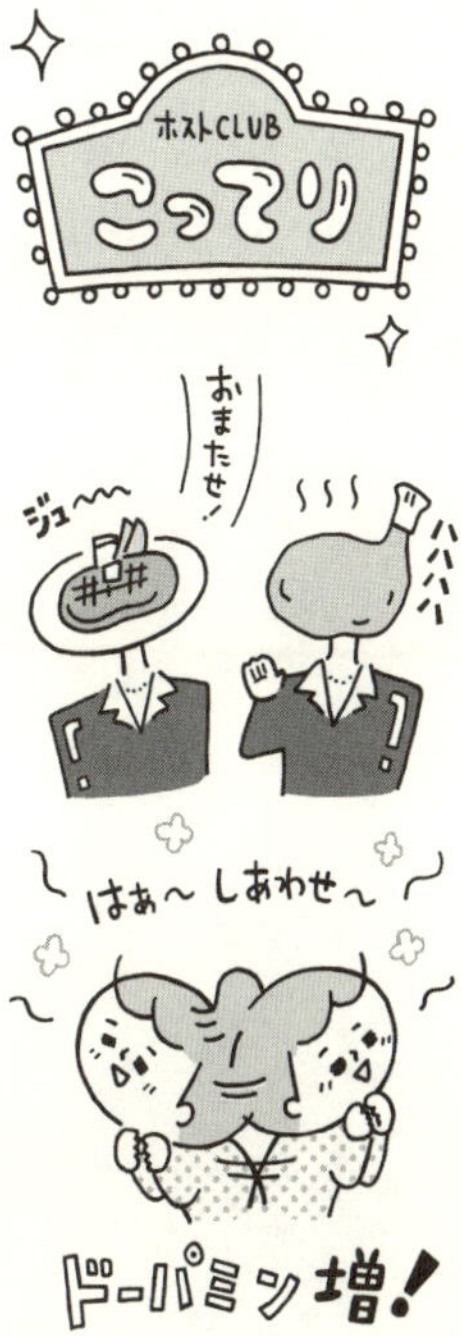

汗

# 厚手の服を着て運動し、いっぱい汗をかく

やせるには汗をいっぱいかくのがいいと、厚手の服を着てジョギングをしたり、運動後にサウナに入ったりする人がいる。こうしたあとで体重を計ると、確かに減っているので、ダイエットに効果があるような気がするかもしれない。だが、もちろん、このやり方は間違っている。

ボクサーはサウナスーツを着て厳しいトレーニングをするが、これはすでにギリギリの状態まで体脂肪を落としているので、あとはもう水分を減らすしかないからだ。これにならって、一般の人が汗をしぼり過ぎるのは非常に危険。脱水症になってしまい、命取りになる恐れさえある。

一時的に体重を減らすのではなく、きちんとやせるためには、脂肪を燃焼させるしかない。いったんは汗をかいた分だけ体重が減っても、水分を補給するだけで、すぐに元の状態に戻ってしまう。暑さを我慢して汗をだらだらかいても、そのあとでスポ

ーツドリンクなどを飲むだけで、体は簡単にリセットされるわけだ。

しかも、厚手の服を着て行う運動は、ムダで危険なだけではない。脂肪の燃焼効率という重要な点で、通常よりも効率が悪くなってしまう。

脂肪を燃焼させるためには、リパーゼという酵素の働きが必要だ。このリパーゼは体温が安静時よりも、1℃から2℃程度高くなっているときに、最もよく働くという性質がある。

しかし、厚手の服を着て運動すると、通常の運動時よりも体温が上昇する。いつも以上に汗をたくさんかくというのがその証拠だ。そのため、リパーゼがうまく働かず、脂肪が燃えにくくなってしまうのだ。

運動をする際、特にダイエットが目的なら厚手の服は禁物。通気性のいいウェアを身につけて、効率的に体を動かそう。それでも汗はかくので、適度な水分補給を忘れないことが大切だ。

Check

**危険なうえに、脂肪の燃焼効率が悪くなる！**

朝食

# 軽めのメニューでさっと済ます

朝は身支度などで忙しく、それほど食欲もないということから、朝食を軽めに済ませている人は多いだろう。しかし、「食べても太らない」という点では朝食がいちばん。ダイエットに励んでいる人でも、がっつり食べてOKだ。

朝は多く食べてもかまわないのは、食事でいかにエネルギーを消費するかという「食事誘発性熱産生」のメカニズムと関係している。ある研究によって、朝食で消費されるエネルギーは夕食の約4倍も大きいことが判明。起きたばかりの体を活性化するため、大きなエネルギーを使う必要があるからだと考えられている。

このメカニズムから、朝食はたっぷりとるのが効率的。一方、夕食はエネルギーとして消費されにくく、脂肪として蓄積されやすいので、控えめにするのが正解だ。

Check

**朝食の消費エネルギーは夕食の4倍！ たっぷり食べよう**

# 残念なサプリメントの健康習慣

仕事の忙しさなどで、食生活に乱れがある場合、サプリメントに頼りがち。しかし、誤って使えば、危険な目にあう恐れが！

ウコン

アミノ酸

ビタミンA

…など

ヒアルロン酸

# ひざが悪いので、サプリを愛飲している

年をとると、体のさまざまな部分にガタが来る。なかでも、多くの人が感じるのがひざの不具合。骨と骨のクッション役である軟骨がすり減り、痛みを感じるようになってしまう。

この関節痛に効果があるとされるのが、「ヒアルロン酸」や「グルコサミン」のサプリメント。さまざまなメディアで「ひざの痛みがとれた！」といった体験談つきの広告やCMが目に触れるので、その存在は広く知られている。

ヒアルロン酸とは、関節の滑りをよくする働きのある関節液の主成分。グルコサミンはヒアルロン酸を構成する成分のひとつだ。ひどい関節痛の治療では、ヒアルロン酸をひざに直接注射し、不足分を補って痛みをやわらげる。1週間ごとに5回続けて注射するのが一般的な治療法だ。

これに対して、サプリメントはただ飲むだけ。とても手軽で効き目もあるというの

だから、ひざ痛の人たちが飛びつきたくなるのも当然かもしれない。しかし、手を出す前に、多くの専門家が効能に懐疑的だということを知っておこう。

コラーゲンたっぷりの食品を食べても、体内で再びコラーゲンになるかどうかはわからない、という考え方を聞いたことはないだろうか。ヒアルロン酸やグルコサミンのサプリが効きそうにないのも同じ理屈だ。

ヒアルロン酸やグルコサミンが体内に入ると、消化器でブドウ糖などに分解され、その多くは体を動かすためのエネルギー源となる。さらに、体のさまざまな部分の材料としても使われるのだが、ひざ関節用に回されるかどうかはわからない。

サプリの成分は軟骨の構成物質であるのは確か。だが、体にとり入れたあとで、再び軟骨のために必ず使われるわけではないのだ。

じつは近年、これらのサプリの有効性を否定する論文が相次いでいる。利用する場合は、効けばもうけもの……といった程度の気持ちで購入するのがいいだろう。

**Check 消化・吸収後、軟骨の構成物質になる保証はない**

ウコン

# 肝臓を守るため、飲み会の前には必ずサプリを飲む

酒飲みのお守りのようなサプリメントがウコン。飲み会の前には欠かせない、という人は多いだろう。しかし、この人気サプリにも、あまり知られていない大きな欠点がある。誰でもどんどん飲んでいい、というわけではないのだ。

じつは1994年からの10年間、健康食品や民間薬による薬物性肝障害を調査した研究では、原因の約4分の1をウコンが占めている。急性肝炎から多臓器不全を引き起こし、死亡した例もあるというから見過ごすことはできない。

薬物性の肝障害は、脂肪肝といった肝機能に何か問題がある人に多く発生するといわれる。こういった人ほど、ウコンの力に頼りたくなるだろうが、これからは避けたほうがいいかもしれない。

ウコンのサプリが肝機能を悪化させる原因は、豊富に含まれている鉄分ではないか、という見方がある。

脂肪肝やC型肝炎になると、肝臓に鉄分がたまりやすくなっている。それなのに、サプリで鉄分をさらに大量に摂取すれば、より過剰にたまってしまう。こうした状態では、多くの病気の原因となる活性酸素が発生しやすい。この〝万病の元〟が肝細胞を傷つけ、肝機能を悪化させるというわけだ。

肝臓を守ろうと思って飲むのがウコンのサプリ。それが何と、逆に肝臓を攻撃することもあるとは衝撃の事実ではないか。

Check

**脂肪肝の人なら、肝機能が悪化する恐れあり！**

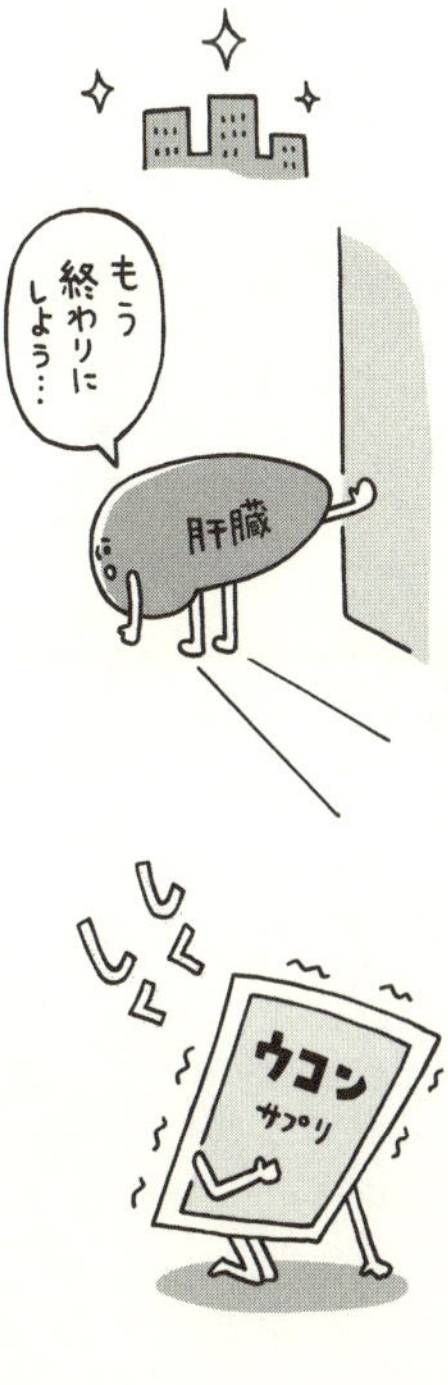

## アミノ酸

# 食事だけでは不足する分をサプリで補給

運動の習慣があり、かつサプリメント好きのなかには、アミノ酸のサプリに注目している人が少なくないだろう。疲労回復や持久力アップ、筋肉痛をやわらげる効果などがあるとのことで、これなら使ってみたい、と思うかもしれない。

しかし、アミノ酸とはたんぱく質を構成する成分のこと。肉や魚、卵、大豆、豆腐など、ごく普通の食材を使った料理を食べるだけで、簡単に体内にとり入れることができる。ごはんに加えて、肉や魚も控えるなど、極端な食事制限のダイエットをしている人でなければ、不足することはほとんどないだろう。

食事に加えて、より多くのアミノ酸を必要とするのは、スポーツ選手やボディビルダーくらいだ。一般の多くの人たちは、普段の食事で補給するだけでいいだろう。

Check

**普通の食事をとっていれば不足することはない**

ブルーベリー

# 目がよくないので、サプリを愛用している

目に効くということで知られるブルーベリー。視力があまりよくないので、サプリメントを手放せない、という人もいるだろう。

ブルーベリーの健康効果が初めて注目されたのは、第二次世界大戦中のことだ。暗がりでも敵機がよく見えるという英国人パイロットが、毎日ブルーベリージャムを食べていた、という逸話からスタートした。目に対する効果は、豊富に含まれているアントシアニンの作用ではないか、といわれている。しかし、これまで多くの研究があるものの、効くか効かないかについては諸説があり、定まってはいない。

効果があっても、アントシアニンはすぐに尿と一緒に出ていくので、効き目は短そうだ。これらを知ったうえでサプリを使うのなら、それもいいかもしれない。

Check

**目に効くという、確かなエビデンスはなし**

β-カロテン

# 抗酸化作用を期待して、サプリで摂取

緑黄色野菜に多く含まれているβ‐カロテンは、強い抗酸化作用があることで知られている。この健康効果を一層とり入れたい人向けに、さまざまなサプリメントが販売されているが、やはり野菜から摂取するほうがよさそうだ。

β‐カロテンと肺がんの関係性については、1985年からフィンランドで行われた有名な研究がある。調査の結果は驚くべきもので、β‐カロテンのサプリを飲んだほうが肺がん発生率が高くなったのだ。これを「フィンランドショック」という。

緑黄色野菜を食べると、さまざまな病気になりにくいことは間違いない。しかし、純粋なβ‐カロテンのみを大量に摂取すると、人間の体で逆の働きをしてしまう可能性があるわけだ。やはり、多彩な食材をいろいろな料理で食べるのが一番だ。

Check

サプリで摂取すると、健康に悪いという研究が！

ビタミンA

# 副作用がないから、ビタミン剤をよく飲む

ビタミン剤は怪しげなサプリメントではないので、いくら飲んでも大丈夫、と思ってはいないだろうか。しかし、ビタミンには水溶性と脂溶性の2タイプがある。脂溶性ビタミンの場合、錠剤でとり過ぎれば、副作用が起こって辛い目にあってしまう。

脂溶性はビタミンA、D、E、K。これらは尿と一緒に排泄されないため、ときに過剰症を起こしてしまうことがある。なかでも過剰症になりやすく、注意が必要なのがビタミンA。とり過ぎると、頭痛や吐き気、手足のむくみ、ものが二重に見えるといった症状が出る。

これに対して、ビタミンB群、Cの水溶性ビタミンは体に蓄えられず、すぐに尿と一緒に出ていくので過剰症は起こらない。

Check

**最も副作用が出やすいのがビタミンA。とり過ぎに注意**

マカ

# 男性機能回復のために、個人輸入して使用

〝夜の営み〟に効くということから、一部の中高年の男性から熱い視線を浴びているマカ。アンデス原産のアブラナ科の植物で、一見、カブのような丸い根を利用する。アントシアニンや鉄分、各種アミノ酸などを豊富に含んでおり、滋養強壮に効果があるといわれている。ただし、男性機能改善に関する確かな研究はない。

このマカを使った海外のサプリメントのなかには、粗悪品が混じっている可能性があるというから注意が必要だ。男性機能のアップを図るために、本来、医師の処方箋が必要で、ときには副作用もあるバイアグラの成分が入っていたこともあるという。そうとは知らず、喜んで飲み続けていると、体の不調を招きかねない。

特にインターネットで個人輸入をする際には注意しよう。

Check

**ネットで個人輸入すると、粗悪品をつかまされる可能性も**

# 残念な睡眠の健康習慣

毎日8時間眠ろうと頑張る。
電車で座ると必ず居眠り。
寝る前にコップ1杯の水を飲む。
こうした残念な睡眠習慣は、
金輪際なくすようにしよう。

寝つき

昼寝

パジャマ

…など

8時間睡眠

# 健康のために、しっかり8時間眠ろうとする

1日に8時間眠るのが理想、とよくいわれる。この情報を信じて、自分はここまで眠れていない……と気にしている人はいないだろうか。しかし、悩む必要はまったくない。じつは「1日8時間睡眠」というのは謎のスローガンで、いつどこで提唱されるようになったのかわかっていないのだ。

実際、睡眠時間は年齢によって大きく異なることがわかっている。10代前半までは8時間以上眠る人が多いが、25歳になると7時間程度と1時間以上短縮。さらに45歳になると約6時間半、65歳では約6時間になり、その後も加齢に伴って少しずつ短くなっていく。

8時間睡眠が必要なのは成長期の子どもまでで、成人はそれほど長く眠る必要はないわけだ。8時間きっちり眠ろうとすれば、働き盛りの年代では、現状よりも1時間以上も長く眠らなければならなくなる。

しかも、睡眠時間にはかなりの個人差がある。ナポレオンが夜は3時間しか眠らなかったと伝わるように、睡眠時間が短めであっても健康を保てる「ショートスリーパー」という人たちもいる。年齢と個人の特性によって、理想の睡眠時間が相当変わってくるのは当然だ。

若いときのほうが長い睡眠を必要とするのは、基礎代謝の違いが大きい。何もしなくてもエネルギーを多く使うので、夜は長く眠ってエネルギーを温存しなければならない。赤ちゃんの場合、高齢者に比べて、体重当たりのエネルギー消費量が3倍もある。だから、1日のなかでも眠っている時間があれほど長いのだ。

厚生労働省の「健康づくりのための睡眠指針2014」では、「必要な睡眠時間は人それぞれ」「睡眠時間は加齢で徐々に短縮」「日中の眠気で困らない程度の自然な睡眠が一番」としている。「1日8時間睡眠」は根拠のないニセ情報だったのだ。目覚めたときに快適であれば、何も問題はない。

## Check 8時間必要なのは子どもだけ、働き盛りは7時間弱で十分

早寝

## 睡眠リズムを整えるため、「早寝」を心がける

最近、睡眠時間にバラツキがあって、昼間眠くてだるい……。こうした人が、生活パターンを改善しようと、早寝を心がけるようにした。さて、この試みは成功するだろうか？　残念ながら、決まった時間に早寝しようとしても、睡眠のリズムが乱れているときはなかなか眠れない。睡眠リズムを整えたい場合は、寝つきよりも寝起きの時間を重視するのが得策だ。

とりあえず睡眠時間のことはあまり考えず、毎朝、同じ時間にきっちり目覚め、朝の光を浴びて体内時計をリセットしよう。この習慣を続けるうちに、夜になると自然と眠気を感じ、自分の体に最もよい睡眠時間で眠れるようになる。「早寝→早起き」ではなく、「早起き→早寝」のリズムのほうが大事なのだ。

Check

**まず「早起き」を心がけると、「早寝」できるようになる**

寝つき

# 寝つきがよくないので、早めに布団に入る

横になってもなかなか眠れないことから、いつも早めに布団に入る人もいるだろう。しかし、まだ眠気を感じていないのに眠ろうとするのは禁物だ。

人間の体は目覚めてから、約16時間後に眠くなるようになっている。このため、それよりも早い時間に眠ろうとしても、なかなか寝つくことはできない。しかも、目をつぶっていても眠れず、あれこれ考えごとをしていることが当たり前になると、脳はそれが普通の状態だと認識してしまう。この結果、眠気は一層訪れないようになり、ますます眠れなくなってしまうのだ。

布団に入るのは、すぐに眠れるように眠気を感じてから。横になって目をつぶったら眠りに入るサインだと、脳に思い込ませるようにしよう。

Check

「考えごとの時間」と脳が認識し、一層眠れなくなる

昼寝

# 夜眠れなくなるので、昼寝はしない

昼寝をするのはとても気持ちがいい。しかし、ここで居眠りをしたら、夜になって眠れなくなると思って、意識が遠のこうとするのを我慢している人はいないだろうか。だが、これからは眠気に逆らわず、ウトウトするようにしよう。

昼間眠気に襲われたとき、少しでも昼寝をすると、脳の疲れが一気にとれる。その後は集中力が増して、仕事などの効率がアップするはずだ。夜の睡眠に影響しそうな気がするかもしれないが、早い時間のちょっとした昼寝なら問題ない。

じつは、適度な昼寝は健康に好影響を与え、習慣づけるとアルツハイマー病のリスクが5分の1に低下するという。また、ヨーロッパの研究では、シエスタを習慣にしている人は生活習慣病になりにくい、という報告もある。これほど健康にいいのだから、生活にとり入れない手はないだろう。

ただし、長い昼寝は禁物。アルツハイマー病の人は、長い昼寝をする人が多いという研究もある。体内時計のリズムが狂い、夜の大事な睡眠に悪影響を及ぼしてしまうのだろう。短い昼寝は〝薬〟だが、長くなると〝毒〟に変わってしまうのだ。

昼寝の時間は30分まで。これを超えると、夜の睡眠の質が低下する。とはいえ、いったん眠ったらなかなか起きられないかもしれない。こうした失敗を避けるには、横になって寝ないようにするのがいい。椅子に座ったまま、あるいは机に突っ伏してウトウトすれば、1時間も2時間も眠ることはないだろう。

**Check 30分以内の昼寝は、アルツハイマー病予防に効果大！**

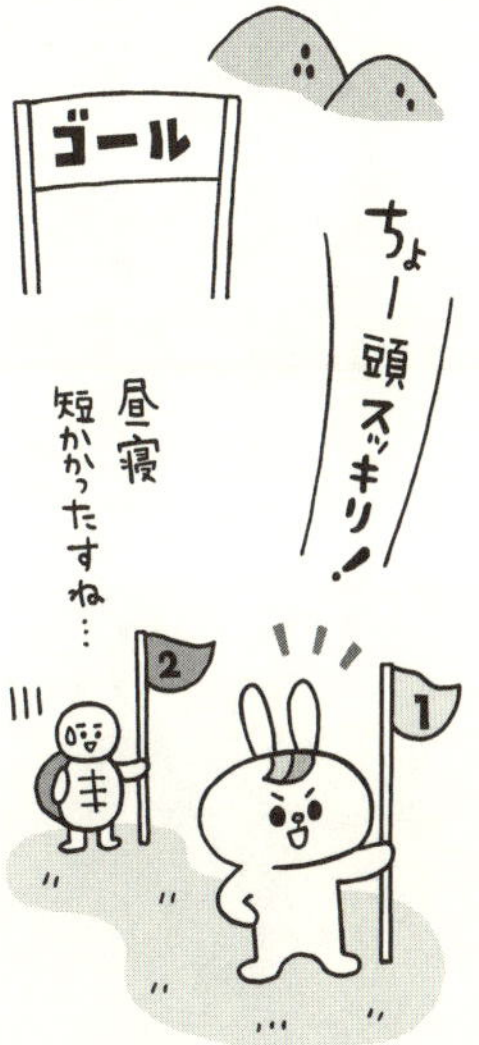

電車で居眠り

# 帰りの通勤電車で眠って、睡眠不足をカバー

職場まで電車通勤している人は、行き帰りの電車のなかでよく居眠りをする。午前中の昼寝は、夜の睡眠にほとんど影響しないので、行きの電車でウトウトするのはOKだ。しかし、帰りの電車で居眠りをするのは絶対にやめたほうがいい。

昼寝は健康のためにいい習慣だが、それは午後3時くらいまでの話。それ以降に眠ってしまったら、夜になっても眠気を感じるのが遅くなり、寝ついたあとの深い睡眠も得られにくくなってしまうのだ。

仕事に疲れた帰宅時、運よく電車の座席に座ることができたら、つい眠りたくなるのも無理はない。けれども、その誘惑に負けたら、夜の睡眠の量も質も低下して、翌日はさらに疲れが増す可能性が大。ここはぐっと我慢しよう。

Check

**夜の眠りの質がガクッと下がる。眠くても我慢を！**

寝る前の
読書

# 眠る前に必ず本を読む

眠る前、ベッドで本を読む習慣のある人は多いだろう。読んでいるうちに眠くなり、すぐに寝つけるのなら問題ない。しかし、長い時間、読書を続けないと眠気を感じないのなら、その習慣はやめたほうがいい。なかなか眠くならないのは、「ベッドは本を読む場所」と脳が認識したからだ。こうした場合、本は別の場所で読んでから横になり、「ベッドは眠る場所」だと改めて脳に認識づけるようにしよう。

読書をするときの照明も重要だ。蛍光灯や青色・白色LEDの青白い光を浴びると、眠りを促すメラトニンというホルモンが分泌されないので、なかなか眠くならない。スマホやタブレットの光も同じ性質なので、眠る前には禁物だ。メラトニンの分泌を促進させるのは、暖色系の灯り。夜の読書はこの光のもとで行うようにしよう。

Check

「ベッドは眠る場所」と脳に認識させることが大切

パジャマ

# パジャマではなく、スウェットとジャージで眠る

眠るときに着るものといえば、以前はパジャマが主流だった。しかし、近年は若者を中心にパジャマ離れが進んでおり、一般的な部屋着であるスウェットやジャージで寝る人のほうが多いようだ。別に寝間着なんて、何でもかまわないのでは……こう思う人もいるだろうが、そうではない。じつは、寝るときに何を着るかによって、睡眠の中身が随分変わることがわかってきたのだ。

普段はパジャマ派でない人にパジャマを着てもらい、睡眠の状態を探った研究で、興味深い結果が出た。パジャマを着て寝ると、そうでない日に比べて、平均9分も寝つきがよかったのだ。

さらに、睡眠の質もよくなった。寝床にいる間、眠っている割合が84％から87％にアップする一方、夜中に目が覚める回数は0・5回ほど低くなった。パジャマを着たほうがぐっすり眠れたことになる。

なぜ、寝間着としてパジャマは優れているのか？　理由のひとつは、睡眠時の衣服として特化して作られていることだ。パジャマは寝ているときに身につけるものだから、ゴムの締めつけがゆるい。加えて、体を温める保温性や、寝ているときにかく汗を吸う吸湿性が高いのも特徴だ。

これに対して、スウェットやジャージは寝間着として開発されたものではない。立った姿勢でもずり落ちないように、ゴムの部分がキツめになっているので、眠っている間にパジャマよりも締めつけられる。しかも、吸湿性が高くないものも多く、こうしたものを着て寝ると、かいた汗が気化しにくい。

パジャマが優れているもうひとつの理由は、睡眠前の〝儀式〟に役立つ点。「これから寝るよ」というメッセージを脳にしっかり伝えられるのだ。こうした入眠モードへの切り替えがうまくいくと、すんなり眠ることができやすくなる。スウェット&ジャージ派の人は、より良い睡眠を得るために、切り替えてみてはどうだろう。

**Check　パジャマを着て寝るほうが、寝つきも睡眠の質もよい！**

寝る前の水

# 寝る前には必ずコップ1杯の水を飲む

睡眠中は汗をかくので、寝る前にコップ1杯の水を飲んでおくという健康法がある。確かに理屈は合っていそうなので、実行している人も少なくないのではないか。だが、水は寝る前ではなく、起きたあとに飲むのが正解だ。

寝る直前に水分を補給すると、寝ている間に尿意を感じて、夜中にトイレに起きる可能性が高くなる。起きて動くと睡眠が分断され、メラトニンの分泌を妨げてしまう。交感神経が活発になって、血圧が上昇するのもよくない。冬なら、温度の低い廊下やトイレに移動することで、脳梗塞や心筋梗塞などのリスクが高くなってしまう。

これからは起き抜けに水を飲むことを習慣づけて、寝ている間に汗で失った水分を補給し、カラカラの状態の体を潤してあげよう。

Check

**トイレに起きやすいなどデメリット大！ 水は起き抜けに補給を**

# 残念な入浴の健康習慣

1日の疲れを癒してくれる気持ちいい入浴タイム。
けれども、NG習慣がある場合、逆に疲れがたまって、眠れなくなってしまう。

熱い湯

半身浴

サウナ

…など

熱い湯

# 熱めの湯に浸かって疲れをとる

ぬるめの湯なんかに浸かっても、1日の疲れがとれるわけがないと、江戸っ子でなくても熱めの湯が好きな人は多い。

自律神経の面から考えると、熱めとぬるめの境は42℃。これより低い湯に浸かると、副交感神経が優位になって、体がリラックスする。一方、42℃を超えると、交感神経が刺激されて活動モードに一変。こうした熱い湯にゆっくり浸かれば、血液の粘度が高くなって、血栓ができやすい状態になってしまう。

熱い湯に浸かるのはせいぜい3分、長くても5分までにしておくべきだ。高血圧の人の場合、危険性が一層高まるので、熱い湯が大好きでも禁物。40℃程度の湯に入るようにしよう。

Check

**熱い湯の長風呂は、血栓ができやすいので危険！**

洗い方

# 湯に浸かって温まってから洗う

風呂で体を洗うとき、どのタイミングで行っているだろうか。汚れやアカが落ちやすそうという理由から、まず湯船に浸かって体を温める人のほうが多いかもしれない。確かにこうすれば、汚れやアカはより落ちやすくなる。しかし、じつは肌のためにはよくないことを覚えておこう。

湯に浸かってから体を洗うと、汚れやアカだけではなく、皮膚を覆っている皮脂も失いやすくなる。ナイロン製のタオルなどで、ゴシゴシ強めに洗うとなおさらで、肌の潤いを失ってしまう。皮膚が乾燥しがちな高齢者の場合、体がかゆくなる老人性乾皮症になりやすいというリスクもある。体を洗うのは、湯船に浸かる前のタイミングがおすすめ。決してこすり過ぎないことも重要だ。

Check

**皮脂を失わないように、湯に浸かる前に優しく洗う**

## 半身浴

# 健康のために、ゆっくり半身浴をする

リラックスできる癒しの時間になるからと、特に女性はぬるめの湯にゆっくり浸かる半身浴が大好き。熱い湯と違って、心臓に負担をかけないので、なかには1時間ほどもバスタイムを楽しむ人がいるようだ。

こうした入浴をすると、副交感神経が優位になるので、確かにリラックス効果は高まる。しかし、健康効果という面からいえばデメリットが少なくない。

半身浴をあまりおすすめできないのは、体に対する水圧の問題だ。水圧がより高いのは、肩まで浸かる全身浴。血管が一層圧迫されて、血液の巡りがよくなり、肩こりや頭痛といった症状が軽くなる。また、下半身がより高い水圧を受けることから、足のむくみ解消にもつながる。半身浴ではこうした効果があまり得られない。

半身浴で長時間、湯に浸かるのもよくない。肌を潤している保湿成分である皮脂が落ちてしまい、肌がカサカサになりやすくなる。美容効果を期待しての長めの半身浴は、じつは逆効果だったわけだ。

ぬるめの湯で長い半身浴をすると体が温まりやすい、と思っている人もいるだろう。しかし、そうした効果は、40℃程度の湯に10分の全身浴をするだけで十分。これで体温は0・5℃から1℃ほどアップし、その効果は1~2時間も持続するのだ。

ただ、全身浴は水圧で腹部が圧迫され、横隔膜が持ち上がって、心臓を圧迫するというデメリットもある。心臓に持病のある人は、半身浴のほうがおすすめだ。

**Check 全身浴10分のほうが健康効果はより高い！**

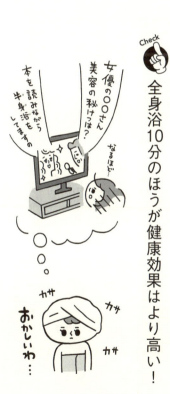

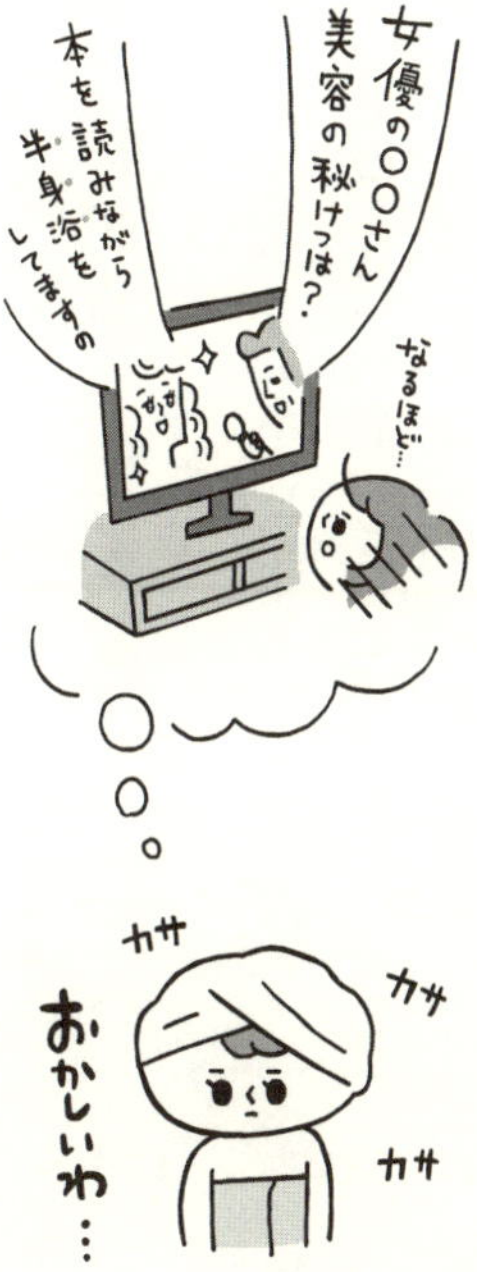
女優の〇〇さん
美容の秘けつは？
本を読みながら
半身浴を
してますの
なるほど…
カサ
カサ
カサ
おかしいわ…

水分補給

# 入浴後にコップ1杯の水を飲む

風呂上がりはのどがかわいているので、水分を補給する人が多いだろう。もちろん、この習慣は間違っていないが、100点満点の行動とはいえない。

風呂に入ると、500㎖から800㎖ほども汗をかく。水分が短時間で急激に失われたのだから、血液がドロドロの状態になるのを避けるためにも、入浴後にコップ1杯程度の水を飲むことは大切だ。ただし、これだけでは十分ではない。さらに予防のために、入浴前にコップ1杯の水を飲んでおくと万全だ。この入浴前後の水分補給で、心筋梗塞や脳梗塞などのリスクを下げることができる。

また、風呂上がりのビールは最高だが、健康のためにはNG。ビールは利尿効果が高いため、水分補給にならないどころか、かえって水分が失われてしまう。

Check

入浴前にもコップ1杯の水を飲めば◎

サウナ

# 熱いのを我慢して、汗をいっぱいかく

サウナで汗をかくのは気持ちいい。しかし、まるで〝我慢比べ〟かのように、汗を滝のように流しながら、じっと耐えている人がいる。こうした入り方をすれば、健康になるどころか、命の危険すらあるのでやってはいけない。

蒸し風呂のようなサウナに入ると、湯の水圧なしで、無理なく温浴効果を得ることができる。とはいえ、100℃近い熱さのなかに長時間いると、体温がどんどん上がって、熱中症になってしまう恐れがある。体の負担を考えると、サウナに適した時間は5分程度。10分以上入り続けると危険を招く。

時間がきたら、とりあえず外に出て汗を流し、少しインターバルを置いてからまた入るようにしよう。

Check

**5分たったら外に出ないと、体の負担が大！**

サウナ

# サウナと水風呂に交互に入る

サウナは水風呂と交互に入るのが醍醐味。冷たい水に浸かったとたん、体の芯がキュッと締まるような感じがたまらない。こう思っている人は、そのうち心臓発作を起こしてもおかしくない。

100℃ほどのサウナから出て、いきなり20℃程度の水風呂に飛び込むのは、心臓の負担が大き過ぎる。血圧が一気に上昇し、大きな事故につながる恐れがあるので、よほど慣れている人以外は避けるのが無難だ。

サウナ慣れしていても〝かけ湯〟は必要。手足の先から胸に向けて、水を少しずつかけていき、温度差に十分慣らしてから、ゆっくり時間をかけて胸まで浸かるようにしよう。体が冷え切らないように、1分以内に水から出ることも大切だ。

Check

**慣れていない人は禁物。慣れていても〝かけ湯〟が必要**

二日酔い

# 酒を飲んだあと、風呂に入ってアルコールを抜く

つい飲み過ぎて、朝は強烈な二日酔い……。こうした場合、熱いシャワーを浴びて、体をシャキッとさせる人は少なくないのではないか。

しかし、まだ体にアルコールが残っている場合、熱いシャワーを浴びたり、風呂に入ったりするのは禁物だ。気分をリフレッシュする効果はあるが、胸のむかつきなどは長引いてしまうだろう。

シャワーや入浴の結果、体全体が温まって血行がよくなり、血液が筋肉などに分散される。その分、内臓を働かせる血液が少なくなり、まだ分解されていないアルコールを代謝しにくくなってしまうのだ。二日酔いの対策は、水を大量に飲むくらいしかない。翌朝、快適に起きるためには、飲み過ぎないのが一番だ。

Check

**内臓に血液が集まらなくなり、アルコール代謝能力が落ちる！**

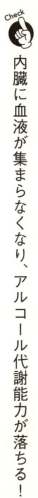

入浴後

# 髪を乾かしてから保湿クリームを塗る

風呂から出たらそれで終わり、というわけではないのが女性。まだ肌がしっとりしているうちに、保湿クリームを塗るといった手入れが欠かせない。しかし、そのタイミングを間違えている人がいるようだ。

肌が潤っているのは、風呂から出てわずか10分ほどの間だけ。その時間を過ぎると、風呂上がりならではのしっとり感は失われる。体を拭いて着替え、鏡に向かって髪を乾かしているだけで、その大切な時間は過ぎ去ってしまう。

保湿クリームなどをつけるのは、まだ浴室にいるときがベスト。体の水分を軽く拭きとり、しっとりしている肌をコーティングしよう。こうすると、風呂上がりの潤いを閉じ込めることができ、肌の乾燥をぐっと防ぐことができる。

Check まだ浴室にいるときに塗れば、美肌効果はぐっとアップ！

# 残念な予防の健康習慣

病気を寄せつけず、
健康をキープし続けるには、
日ごろの習慣がとても大事。
しかし、いつもの心がけが
予防につながらないとしたら…

サングラス

予防接種

禁煙

…など

# 熱中症予防のために、経口補水液を買って飲む

猛暑に襲われる近年の夏、怖いのは熱中症だ。そこで、予防のためにこまめに水を飲む人は多い。

いや、ただの水では効果が小さいと、熱中症に効くと評判の「経口補水液」を愛飲している人もいるのではないか。しかし、経口補水液は熱中症の予防のために飲むものではない。間違った使い方をしないようにしよう。

最近、にわかに注目されるようになり、ドラッグストアに多彩な商品が並んでいる経口補水液。以前からあるスポーツドリンクとはどう違うのだろうか。

本来、経口補水液は脱水症の治療に使われるものだ。脱水症になった場合は点滴が最も効果的だが、病院に行くまでに時間がかかるときなど、この経口補水液を飲むと、速やかに水分を補給することができる。

経口補水液の主な成分は糖分と塩分。別に市販の商品を買う必要はなく、じつは自

宅で簡単に作ることが可能だ。

５００mℓのペットボトルに水を入れ、上白糖を大さじ2程度の20g、塩をひとつまみの１・５gを加えて混ぜたらできあがり。この比率で水と砂糖、塩分を組み合わせると、小腸に最も素早く吸収される。

経口補水液とスポーツドリンクの最も大きな違いは、糖分の濃度。スポーツドリンクは運動で失われたエネルギーを補給するため、含まれている糖分が多い。このため、経口補水液と比べると、水分が吸収されるスピードという点では劣る。

こう見てみると、熱中症の予防に経口補水液は最適のように思えるかもしれない。しかし、あくまでも緊急時の治療用という点を忘れてはいけない。

本来、医師による食事療法として使われるものなので、まだ体に水分が十分ある状態では飲まないのが基本だ。熱中症になりかけたときなどに、急いで作って飲むのがいいだろう。

**Check**
**本来、脱水症の治療用で、予防用ではない**

# 熱中症予防のために、水を大量に飲む

熱中症の予防のためには、エアコンなどを使って暑さを避けるとともに、水を補給するのが大切。しかし、汗を大量にかくのだからと、水をがぶ飲みするのは禁物だ。かえって脱水症を悪化させる危険がある。

一気に大量の水を飲むと、血液などの塩分濃度が低下する。こうなった場合、体は塩分濃度を正常な範囲に戻そうと、尿の量を増やして外に出そうとするのだ。結果的に、しっかり水を飲んでいるにもかかわらず、逆に脱水状態に近づいてしまう。さらに、塩分濃度が低くなると、のどの渇きを感じにくくなる。体は水分を必要としているのに補給されにくい、という困った状態になってしまうのだ。

熱中症予防の水分補給には、1時間ごとにコップ1杯の水を飲むようにしよう。

Check

**逆に脱水症に陥る危険あり！ 少量を何度も飲もう**

サングラス

# 目の保護のために、濃い色のレンズを選ぶ

紫外線が気になって、外出時にはサングラスをかける人は少なくない。しかし、より多くの紫外線をカットできるからと、濃い色のレンズのものを選んでいるのなら大間違いだ。

レンズの色と紫外線の透過率はまったく関係がない。しかも、暗いところでは目の瞳孔《どうこう》が開き、より多くの光をとり込もうとする。このメカニズムから、濃い色のサングラスをかけると、その間、瞳孔が開いた状態が続き、紫外線をより多く浴びることになってしまうのだ。

サングラスを買う際は、レンズの色ではなく、「紫外線透過率」をチェック。紫外線の影響をほとんど受けない「1％以下」のものを選ぶようにしよう。

Check

**瞳孔が開くので、逆に目に悪い！ 決め手は「紫外線透過率」**

食中毒

# 加熱すれば食中毒にならないから安心

おう吐や腹痛、下痢、発熱など、辛い症状に苦しめられる食中毒。とはいえ、細菌やウイルスが原因なので、しっかり加熱して食べれば大丈夫だと思ってはいないか。

確かに、海の魚介類に増殖する腸炎ビブリオ菌、卵や鶏肉料理が原因となるサルモネラ菌、近年、冬場に流行することの多いノロウイルスなど、多くの細菌やウイルスは熱に弱い。食品の中心部が85℃以上で1分間以上加熱するとたいていは死滅し、食中毒を起こす恐れはなくなる。

だが、身近な食中毒菌のひとつである黄色ブドウ球菌は例外だ。菌自体は熱に弱く、通常の加熱調理で問題なく死滅する。しかし、厄介なことに、菌が生み出したエンテロトキシンという毒素は、100℃で20分加熱し続けても分解されない。

その結果、いったん黄色ブドウ球菌が増殖すると、加熱しても残る毒素によって、吐き気やおう吐、腹痛などを引き起こしてしまうのだ。

黄色ブドウ球菌は人の皮膚などの身近なところに存在する。食中毒の原因になるだけではなく、傷の化膿やにきび、おでき、水虫といった化膿性の疾患も引き起こす細菌だ。食中毒の多くは、こうした傷口やにきびを触った手で調理することによって発生する。汚染される食品は、おにぎりやすし、調理パン、弁当ほか幅広い。

黄色ブドウ球菌の食中毒を防ぐには、手指をしっかり洗浄、消毒することが第一。手に切り傷がある場合は、調理をしないようにしよう。

Check 手の傷から感染する食中毒は、加熱してもムダ！

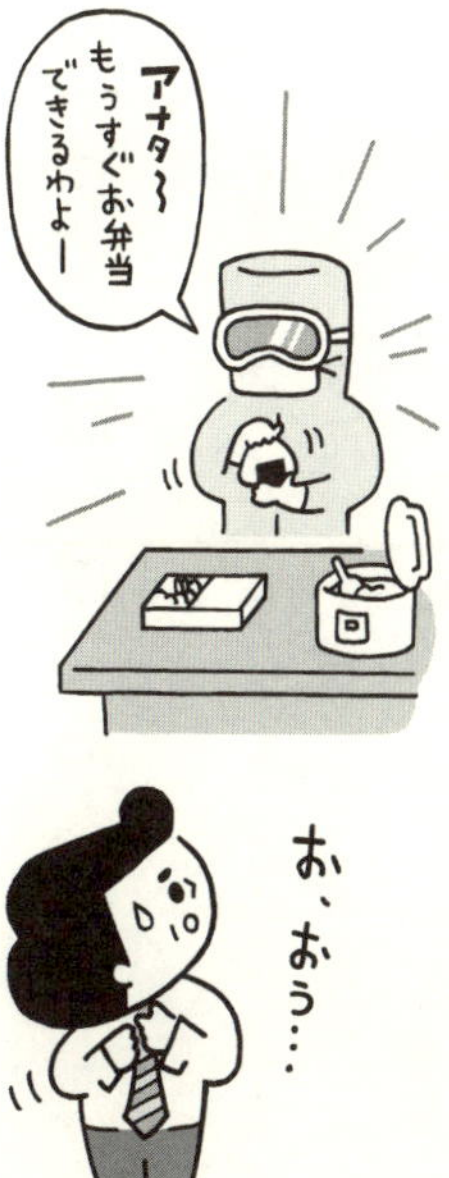

予防接種

# インフルエンザの予防接種は受けてもムダ

毎冬、全国的に流行するインフルエンザ。予防のためにワクチンがあるが、なかには、やってもムダだから受けないという人がいる。

ワクチンは流行を予測して作られるので、はずれたら意味がない、というのが大きな理由だ。厚生労働省によると、インフルエンザワクチンの有効率は約60％。当たるも八卦《はっけ》、当たらぬも八卦程度の数字なので、受ける必要はないだろう、という考え方があるのも無理はない。

加えて、インターネットで「インフルエンザワクチン」について検索してみると、ネガティブな情報をいくらでも入手できる。こうしたサイトを見ると、ワクチンを受ける気はさらになくなってしまいそうだ。

しかし、ワクチンは受けたほうがいい。そもそも、ワクチンの有効率が60％というのは、１００人が受けたら60人が感染せず、40人が感染する、ということではない。

仮に数字をあげると、次のようなことだ。

ワクチンを接種しなかったグループでは、１００人中30人が発病。一方、接種したグループでは１００人中12人の発病にとどまった。このふたつの数字を比べると、ワクチンの効果があったのは、30人から12人を引いた18人ということになる。30人中18人に有効なのだから、その有効性は60％という理屈だ。

では、もう一度、発病した人の数を見てほしい。摂取しないと30人で、摂取しておくと12人。つまり、ワクチンを受けない場合、インフルエンザを発症するリスクが2・5倍も高まってしまうのだ。一般の人にはわかりにくい有効率よりも、こちらのほうがより実感できる数字だろう。

インフルエンザワクチンは、広く思われている以上に効果が高い。自分のためだけではなく、高齢者や妊婦、子どもといった、発病すると重症化しやすい人の感染リスクを減らすためにも、まず、自分がかからないようにしたいものだ。

Check
**受けないと、感染リスクが2・5倍もアップ！**

禁煙

# いまさら禁煙しても仕方がないので、タバコはやめない

百害あって一利なし。このことを百も承知でも、なかなかやめられないのが喫煙だ。中年になって、いまさら禁煙しても仕方がないと、半分開き直って、タバコを吸い続けている人もいるのではないか。

しかし、ちょっと待った。年齢を重ねても、禁煙をすると、非常に大きなごほうびが得られる。ある調査によると、25歳から34歳の間に禁煙した人は、喫煙し続ける場合と比べて、寿命が10年も延びるという結果が出た。

寿命が延びるのは若い世代だけではない。35歳から44歳の間に禁煙した場合は寿命が9年アップ。20年、30年以上吸い続けた45歳から54歳の人でも、やめれば寿命は6年延びるという。禁煙効果はこれほどまでにすごいのだ。

Check

**50代の禁煙でも、寿命が6年延びる！**

脂肪肝

# 酒を飲まないので、脂肪肝の危険はない

肝臓に中性脂肪がたまる脂肪肝には、酒好きがなりやすい病気というイメージがある。もちろん、酒の飲み過ぎは肝臓にダメージを与え、脂肪肝から肝硬変、最後には肝臓がんへと進行しかねない。

ただし、酒を飲まないから脂肪肝にならない、というのは考え違い。じつは最近、非アルコール性脂肪肝になる人が増えているのだ。潜在患者は全国に1000万人から2000万人いるといわれ、その10％程度が肝炎に進行すると考えられている。

主な原因は運動不足や食べ過ぎ、生活習慣の乱れ、ストレスなどで、メタボリックシンドロームとほぼ同じだ。改善に向けては、特に運動が効果的。ウォーキングなどの有酸素運動に加えて、スクワットに代表される筋トレも行うようにしよう。

Check 下戸でも全国で1000万人以上の潜在患者が！

飲酒

# 酒の前に牛乳を飲むと、胃に膜が張って酔わない

酒の前に牛乳を飲んでおけば悪酔い防止になる、と聞いたことはないだろうか。胃のなかに牛乳の膜が張って、アルコールの吸収が抑えられる、というのがその理由だ。しかし、これはただの俗説で、まったく根拠はない。

分子の大きさを比べると、アルコールは牛乳よりもずっと小さい。たとえ胃に牛乳の膜が張ったとしても、アルコールの分子は楽にすり抜けていくのだ。このため、事前に牛乳をどれほど飲んでも、アルコールの吸収が抑えられることはない。

ただし、ある実験によると、牛乳を飲んでおくと酔いが覚めやすかった。牛乳に含まれるたんぱく質の効果により、アルコールの代謝が早まったと考えられる。牛乳に限らず、たんぱく質を含む料理を食べながら飲むと、同じ効果が得られるだろう。

Check

**酔い方は変わらないが、覚め方は速くなる**

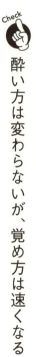

# 残念な治療の健康習慣

病気になったとき、誤った自己判断は禁物。余計なことをすれば、なかなか治らなかったり、別の病気にかかる可能性あり！

かぜ薬

血圧

ねんざ

…など

胃薬

# 胃が痛いので胃薬を飲んで鎮める

いまはドラッグストアやインターネット販売などで、手軽に薬を買える。このため、体に軽い異常が発生した場合、自己判断で薬を購入して対処する人が増えてきたようだ。しかし、たとえ気になる症状を抑えられても、その裏に重大な病気が隠れている場合がある。市販薬に頼り過ぎるのは非常に危険だ。

よくある症状のなかでも、特に注意したいのが胃の不快な症状だ。胃はpH1～1・5の強烈な酸性の消化液を分泌する消化器官。そのままでは胃壁もやられてしまうので、通常は保護膜によって防御されている。

だが、生活習慣の乱れやストレスなどにより、胃液の分泌が増えたり、粘膜が弱くなったりすると、胃もたれや痛み、不快感などを感じるようになる。こうした胃の不調に、市販の胃腸薬はよく効く。

胃腸薬は胃液の分泌抑制、中和、粘膜保護などの薬効により、胃に現れる症状を速やかに抑えてくれる。多くの場合、それで「ああ、よかった」となるのだが、そうではないケースがときにある。

じつは、こうしたよくある胃炎の症状と、胃がんの初期症状がよく似ているのだ。胃がんの場合も、胃の粘膜が荒れたり、軽い潰瘍ができたりすることにより、やはり胃の痛みやむかつきなどを感じ、食欲不振にもなる。

胃がん初期のこうした症状も、市販の胃薬で抑えることが十分可能だ。だが、目立つ症状を胃薬でなだめているうちに、胃がんは少しずつ進行していく。そして、薬では抑えきれないほどの痛みに襲われ、病院に駆け込むと、もう手遅れだったという事態になりかねない。

胃の不調だけではなく、便の色が黒っぽい、体重が減ってきたといった場合には、早めに内科を受診するようにしよう。目先の症状だけに気をとられ、薬でごまかし続けていては命取りになってしまう。

Check

**胃がんの初期症状は胃炎とそっくり。胃薬に頼るのは危険！**

かぜ薬

# 大人も子どもも、かぜになったらかぜ薬を飲む

かぜをひいた場合、病院に行くほどではないと、市販のかぜ薬を飲んで済ます人は多いだろう。ただし、かぜを根本的に治す薬はないことは理解しておきたい。

かぜの原因は約9割がウイルスなので、抗生物質は効かない。かぜ薬はあくまでも対症療法として、せきやたん、鼻水、関節痛、熱などを抑えるためのものだ。とはいえ、症状を軽くすることは可能なので、仕事に出かける前に飲んでもいいだろう。

しかし、子どものかぜも同じように考えてはいけない。幼いうちにさまざまな病原体に感染し、免疫を作るのは非常に大事なことなのだ。しかも、強い副作用がまれに見られるため、6歳未満にかぜ薬は禁物、という考え方が世界的に広まってきた。辛そうな姿を見ると薬を飲ませたくなるかもしれないが、医師に相談するようにしよう。

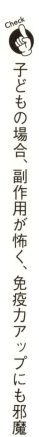

Check

**子どもの場合、副作用が怖く、免疫力アップにも邪魔**

解熱剤

# かぜで熱が出たら解熱剤を飲む

かぜで熱が出た場合、すぐに解熱剤を飲みたくなる人はいないだろうか。解熱剤は脳の神経に働きかけ、末梢の血管を広げて発汗を促し、熱を一時的に冷ます効果を持っている。飲むと体が楽になるから、急にかぜが治ったような気がするかもしれないが、もちろん、それは気のせいだ。しかも、ホッと一息ついているのは自分の体だけではない。かぜを引き起こしたウイルスも同じなのだ。

かぜで熱が出るのは、体温を高くすると免疫力が強く働くからだ。このメカニズムから、解熱剤で熱を不自然に下げると、免疫細胞の攻撃力を弱めることになる。ウイルスは大喜びで勢力を拡大し、かぜの治りが遅くなりかねない。解熱剤は発熱が続いて体力が落ちたとき、一時的に熱を下げるために使う薬。気軽に使うのはＮＧだ。

Check

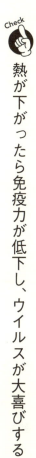

**熱が下がったら免疫力が低下し、ウイルスが大喜びする**

血圧

# 高血圧なので安静にしているのがいちばん

高血圧の人は非常に多く、特に男性の場合、約6割が基準値を超えている。しかも近年、増加しているので、いま血圧が正常でも人ごとと思ってはいけない。

さらに最近、注目されているのが、「血圧サージ」といわれる現象。健康診断のチェックでは別に血圧は高くないのに、ときにとんでもなく血圧が高くなることをいう。早朝から活発になる交感神経の乱れが原因なのか、1日のなかでは朝に起こることが多いとされる。

高血圧になっても、ウォーキングに代表される有酸素運動を生活にとり入れ、食生活の見直しやストレス解消を図ることによって、改善するのは十分可能だ。しかし、そうはいっても、動くのはしんどい……という人は少なくないかもしれない。だが、普段から安静にしてばかりでは、症状は一層悪化してしまう。

そこで、しっかり運動するのは難しいという人に、ぴったりの運動を紹介しよう。

アメリカ心臓学会が推奨している「ハンドグリップ法」をベースとし、誰でも簡単にできて、しかも高い効果が期待できる運動だ
まず、フェイスタオルを3回折りたたんでから、棒状に丸める。そして、指同士がくっつかないように注意して握り、2分間キープして、1分間休む。これを左右2回ずつ繰り返す。この簡単な運動により、腕の血管が刺激されて血液の循環がよくなる。1日おきでいいので、ぜひトライしてみよう。

## Check 改善に運動は不可欠。「タオル握り」からはじめよう

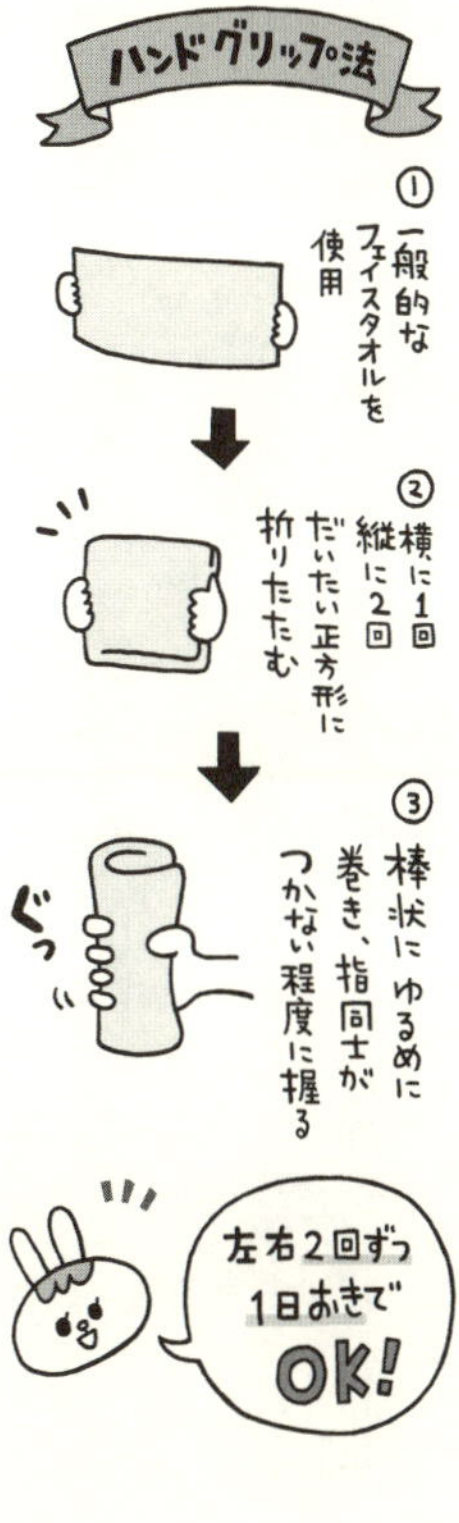

ハンドグリップ法
①一般的なフェイスタオルを使用
②横に1回縦に2回だいたい正方形に折りたたむ
③棒状にゆるめに巻き、指同士がつかない程度に握る
ぐっ
左右2回ずつ1日おきでOK!

抗生物質

# 病気が治ったので、もう飲まなくていい

何らかの病気にかかり、医師の診察を受け、薬を飲んで治療する。その結果、首尾よく治ったので、まだ薬は余っているが飲むのをやめる。こうした行動は、特に問題がなさそうな気がするのではないだろうか。

しかし、その薬が抗生物質の場合、途中でやめるのは禁物だ。最後まで飲んで、病原菌を全滅させなければならない。病気が治ったと思っても、まだ菌が生き残っている場合があり、それらが増殖すると病気はぶり返してしまう。

そして、また抗生物質を飲み、菌が減少し、また飲むのをやめる……ということを繰り返していると、菌の薬に対する耐性が強くなっていく。病気をぶり返さないためにも、新たな耐性菌を作らないためにも、抗生物質は飲み切るようにしよう。

Check

**抗生物質は飲み切って、病原菌をすべて殺す**

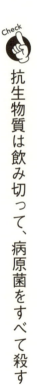

発熱

# 熱が出たら、冷たいタオルで頭を冷やす

昔から、かぜなどで熱が出たら、冷たいタオルで額を冷やす家庭療法がある。確かに冷やっとして気持ちいいが、じつは主な効果はそれくらい。額には太い血管が通っていないので、体を冷やして熱を下げる効果はあまりない。

体を冷やすには、太い血管のある脇の下やそけい部（股のつけ根の内側）、首の後ろなどに冷たいタオルを当てるとより効果的だ。強烈な効き目のある解熱剤とは違って、こうしても体温が一気に下がることはない。体力の消耗を防ぎ、しんどさをやわらげるためにも、適度に体を冷やすようにしよう。

ただし、冷やすのは悪寒《おかん》がなくなり、熱がピークに達してから。まだ熱が上昇中で、ぶるぶる震えている間は逆に体を温めたほうがいい。

Check

**脇の下やそけい部を冷やすほうが効率がいい**

ウオノメ

# 角質をふやかして、自分で削ってなくす

足の裏に「ウオノメ」ができたので、市販の角質軟化剤を使ってみた。でも、次第に悪化して、周りに増えてきたのはなぜ……。こうした場合、足の裏にできたその小さな突起はウオノメではなく、ウイルス性のイボだった可能性が高い。

ウオノメの正式な名は「鶏眼」。足裏の決まった場所が強く圧迫され、角質が芯のようになって、楔《くさび》形に食い込んだものだ。これによく似ているのがウイルス性のイボで、特に子どもに多く見られる。こうしたイボの場合、下手に触ると、増えたり大きくなったりするので、自分で治療してはいけない。

また、ウオノメも自分でなくすのは意外に難しく、のちに再発することが多い。イボとの区別もつきにくいので、皮膚科を受診するようにしよう。

Check

**よく似たウイルス性のイボなら悪化する！**

ねんざ

# ねんざしたら、とにかく冷やして治す

足首などを捻ってねんざしたとき、「冷やす」と「温める」、どちらの治療をするべきなのか迷うかもしれない。

ねんざは関節部分が炎症を起こした状態のことなので、まずは冷やすのが正解。氷水入りのビニール袋を20分程度当てるのがベストのやり方だ。保冷剤もよく冷やせるが、0℃以下の低温なので、当て過ぎると凍傷の恐れがある。

間違ってはいけないのは、冷やせば終わりではないことだ。ねんざをしてから2～3日経過し、患部を触っても冷たく感じるようになったら、今度は筋肉を温めてほぐすようにしよう。温めるといっても、カイロなどを直接当てると低温やけどが怖い。保温用サポーターなどを使って、少し温めるという程度にするのがいいだろう。

Check

**まずはとにかく冷やし、それから温める**

偏平足

# 生まれつきのものだから、もう治らない

足の裏に本来あるはずの土踏まずの部分がなく、全体が平べったくなっている偏平足。ちょっとカッコ悪いけど、生まれつきのものだから仕方がないと、あきらめてはいないだろうか。しかし、多くの人がカン違いしているが、偏平足のほとんどは遺伝ではない。生活の改善によって、治すことが十分できるのだ。

偏平足とはどういうものなのか、足裏の構造から見てみよう。足裏にはアーチ状の筋肉が縦方向と横方向に伸びている。これらの筋肉が衰えて、アーチがなくなってしまうのが偏平足だ。

アーチ状の部分は、足裏にかかる衝撃をやわらげるという重要な役割を持っている。ここがなくなると、歩いたり走ったりする際の衝撃が大きくなり、ひざや腰にもダメージが伝わって、ひざ痛や腰痛、肩こりなどの原因になってしまう。

しかも偏平足になると、足裏にかかる重心が変わって、足の親指の負担が増えるこ

とから、女性がよく悩まされる外反母趾《がいはんぼし》にもなりやすい。偏平足で起こる問題は、ただ見た目がカッコ悪いだけではなかったのだ。

多くの場合、偏平足になった原因は運動不足。歩いたり走ったりすることが少ないと、土踏まず部分の筋肉が徐々に衰え、やがてくぼみがなくなってしまう。土踏まずをもう一度作るためには、運動による刺激がいちばん。青竹踏みや足の指でものをつまむ運動も効果的だ。体の不調が起こる前に実行しよう。

Check

**腰痛や外反母趾の原因に！運動で足裏を刺激しよう**

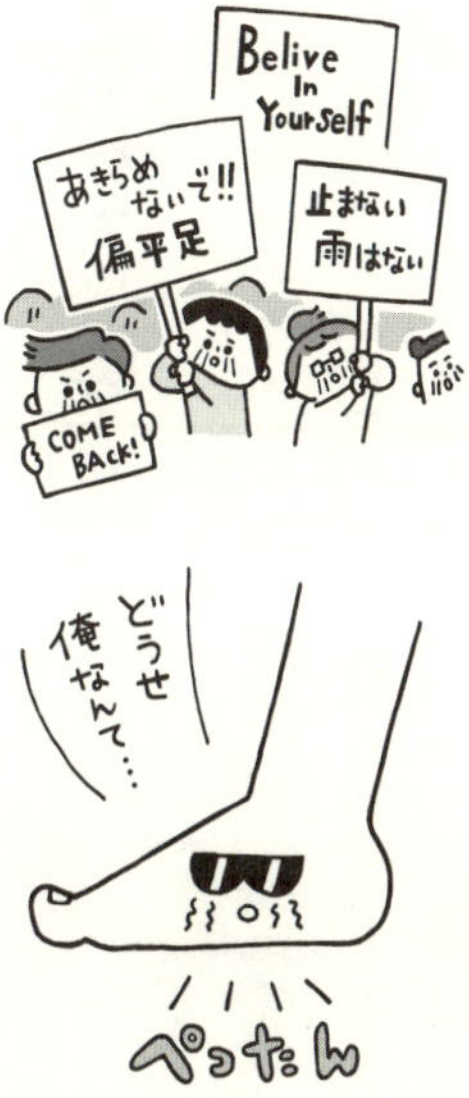
Belive In Yourself
あきらめないで!! 偏平足
止まない雨はない
COME BACK!
どうせ俺なんて…
ぺったん

大学病院

# 大学病院で手術してもらえば安心

手術をしてもらうのなら、最先端の医療機器があり、医師の質も高い大学病院でやってもらったほうが安心。こう考えている人はいないだろうか。確かに難病や難易度の高い手術の場合、大学病院で先進医療を受けるほうがいい。しかし、どの病院でもできるような手術の場合、じつは一般の病院のほうがおすすめだ。

大学病院は医療施設である一方、もちろん研究機関であり、若い医師や研修医たちを教育する場でもある。このため、簡単な手術はこういった経験の浅い医師が担当することが多いのだ。こうした意味から、じつはアメリカでは大学病院のほうが個人病院よりも手術の費用が安い。何でもかんでも大学病院がいい、という〝信仰〟は捨てるようにしよう。

Check 簡単な手術は、若い医師や研修医の〝練習〟!

## 早引きインデックス

## 主な参考文献


■『栄養学の○と×』（古畑公・木村康一・岡村博貴・望月理恵子／誠文堂新光社）
■『NHKためしてガッテン 健康の新常識事典』（NHK科学・環境番組部 主婦と生活社「NHKためしてガッテン」編集班・編／主婦と生活社）
■『NHKためしてガッテン「目の老化」を防ぐ新常識』（NHK科学・環境番組部 主婦と生活社「NHKためしてガッテン」編集班・編／主婦と生活社）
■『カラダと健康 その「常識」は非常識』（湯浅景元／日本文芸社）
■『本当はカラダに悪い100のこと』（「PHPくらしラク～る♪」編集部・編／PHP）
■『みんなが信じている健康法のウソ』（浦島充佳／マガジンハウス）
■『疲れをとるなら帰りの電車で寝るのをやめなさい』（三島和夫・監修／日経BP社）
■『快適睡眠88の即効レシピ』（太田龍朗・監修／技術評論社）
■『8時間睡眠のウソ。』（川端裕人・三島和夫／日経BP社）
■『野菜の新常識 体にいい食べ方はどっち!?』（中沢るみ／扶桑社）
■『調理 保存 食べ方で 栄養を捨てない食材のトリセツ』（落合敏・監修／主婦の友社）
■『栄養と健康のウソホント』（平宏和・佐藤達夫／家の光協会）
■『あの健康法のウソ・ホント』（森田豊／ワニ・ブックス）
■『ウソの健康常識に殺されないための50の正解』（池谷敏郎／主婦の友社）
■『突然死しないのはどっち？』（池谷敏郎／すばる舎）
■『長生きするのはどっち？』（秋津壽男／あさ出版）
■『アンチエイジングとメタボ・生活習慣病対策』（景山弘行／幻冬舎メディアコンサルティング）
■『効く健康法 効かない健康法』（岡田正彦／ディスカヴァー・トゥエンティワン）
■『あなたの健康法はカラダに悪い』（和田秀樹／マガジンハウス）
■『やってはいけない目の治療』（深作秀春／角川書店）
■『やってはいけない筋トレ』（坂詰真二／青春出版社）
■『やってはいけないストレッチ』（坂詰真二／青春出版社）
■『60歳からの筋力づくり 体にホントにいいのはどっち？』（周東寛／コスモ21）
■『100歳まで元気に歩く！正しい歩き方』（洋泉社）
■『顔の老化のメカニズム』（江連智暢／日刊工業新聞社）
■『まちがっていないか？ あなたの肌と髪の「健康常識」』（五十棲健・監修／柳原出版）
■『キレイにやせる！驚きの新常識50』（NHK「美と若さの新常識」取材班／KADOKAWA）
■『週刊文春』（2018年3月15日号・老けない「最強ドリンク」）


## 主な参考ホームページ


■厚生労働省…「統合医療」情報発信サイト・ビタミンD／インフルエンザQ&A
■農林水産省…とり過ぎに注意、ビタミンA
■文部科学省…食品成分データベース
■東京都福祉保健局…食品衛生の窓・黄色ブドウ球菌
■日本医師会 健康の森…健康になる！お風呂の効用
■日本整形外科学会…サプリメントの効果について

■日本皮膚科学会…皮膚科Q&A
■全日本民医連…くすりの話
■肝炎情報センター…非アルコール性脂肪性肝疾患
■長寿科学振興財団・健康長寿ネット…高齢者の膝痛体操の効果と方法
■奈良県医師会…傷の消毒はやめましょう
■鳥取県医師会…健康ア・ラ・カルト
■新潟市医師会…冷やしたほうがいいですか？温めたほうがいいですか？
■大阪府病院薬剤師会…ビタミン剤の取りすぎはダメ！！
■沖縄県薬剤師会…薬の副作用
■日本乳業協会…牛乳はいつ飲むとよいですか？
■日本ひじき協議会…ひじきの鉄分について
■日本植物油協会…植物油と栄養
■健康長寿ネット…コーヒーの健康効果とは／発熱
■全日本コーヒー協会…コーヒーと健康
■がん医療情報リファレンス…ビタミンDとがんの予防
■高知大学医学部附属病院…ヒアルロン酸注射 打ち過ぎ？／へん平足改善方法は
■早稲田ウイークリー…ノーベル賞で話題の「体内時計」は「時間栄養学」でコントロール
■NHKスペシャル…睡眠負債が危ない
■NHKクローズアップ現代…糖質制限ブーム！～あなたの〝自己流〟が危険を招く～
■NHK健康ch…食物繊維をとりすぎると便秘が悪化!?／運動の健康効果「インターバル速歩に挑戦！」／血圧サージ～命を縮める「血圧の高波」～
■NHK美と若さの新常識…たるみ解消はダイエットより筋トレ／おいしさを味方につけてダイエット
■NHKらいふ…皮膚科友利新のクマ解消エクササイズ／美容と健康に！オイルの賢い使い方
■NHK NEWS WEB…熱中症対策ネットの疑問を確かめてみた
■朝日新聞…「腹筋運動」は腰痛の原因 バスケ協会「推奨できない」／インフルエンザワクチンは有効です
■AERA dot.…目の健康法、実は間違いだらけ？／口臭は「舌磨き」では治らない？／目安は3分まで 便秘でいきむと痔になる危険が…／「小太り」がもっとも長生き／熱い湯のNG！皮膚科医が教える美肌キープ術
■ヨミドクター…風邪に抗生物質は効きません！
■日本経済新聞…足裏の筋肉を鍛えて偏平足、外反母趾を解消
■NIKKEI STYLE…花粉症で目がかゆい／卵1日1個はウソ／過剰保湿はご法度／「乳酸菌は生きて腸に届かないと意味なし」はホント？／ストレッチは筋トレ後？／理想のスクワット 膝曲げだけはNG／味噌汁の塩分、心配し過ぎかも／強くこすると目が「脱臼」／酒飲み・脂肪肝の人「ウコンのとり過ぎ」に注意／美容には逆効果！やってはいけない入浴法／急な発熱、どう対処する？／タオルを握れば血圧下がる
■日経トレンディ…「汗をかく＝脂肪が落ちる」は勘違い！
■日経ビジネス…「ウコン、むしろ肝臓に悪い」は本当か
■日本経済新聞…たるみやシワ、生活習慣病も40代を脅かす〝糖化〟
■日経グッディ…コーヒーの深煎りvs浅煎り、健康効果が高いのはどっち？
■文春オンライン…風邪予防の新常識。うがい薬に気をつけて／医学効果のある入浴法は「40℃、全身浴、10分」の黄金法則

■現代ビジネス…専門家の警告、食事は「炭水化物抜き」が一番危ない／間違いだらけの「健康常識」／市場からグルコサミン関連のサプリが次々と消えているワケ／日本人が実践する健康法の「大ウソ」
■NEWSポストセブン…朝食にスムージーはNG!?／もう捨てられない！「みかんの白いスジ」の美容効果がスゴすぎる／実は長時間の入浴はNG!?／熱中症予防 水だけのがぶ飲みは危険、1回200㎖程度で
■介護ポストセブン…予防には運動！けどできない、のワケ
■DIETポストセブン…NHKで紹介の【おやつダイエット】／間違った筋トレは逆効果
■サライ…熱い湯に5分以上入るのはNG！
■日刊SPA!…筋トレは回数を増やしても意味がない／間違いだらけの筋トレを正す／「サウナと水風呂」はヘタすると大事故に
■女子SPA!…スウェットで寝るのは絶対ダメ！
■東洋経済オンライン…心と体が休まる！簡単「腹式呼吸」のコツ／インフルエンザ予防接種は無意味ではない
■ダイヤモンドオンライン…骨の老化防止「牛乳を飲むだけでいい」は間違いだった！
■プレジデントオンライン…崩壊したカロリー制限神話
■ビジネスジャーナル…「グルコサミンは関節に効果なし」の報告が続々／割高な経口補水液、熱中症予防には買ってはいけない？
■ananweb…朝食のスムージーはダメ！？
■JA全農やまぐち…みかんのお話
■Precious.jp…ダイエットするとむしろ太る!?
■タニタの健康コラム…国産ひじきは鉄分70%減!?／老化を防ぐ抗酸化のポイント
■グリコ…糖質制限ダイエットってなに？そのメリットとデメリットとは？／ヘスペリジンについての研究／あなたの筋トレを徹底サポート
■カゴメ…実になるおはなし
■明治…朝食で朝の体のスイッチオン！
■マルコメ…おみそ汁と健康
■サッポロビール…入浴・運動と飲酒
■ピートのふしぎなガレージ…「医学的に正しいサウナの入り方」
■太陽笑顔fufufu…「アマニ油」「えごま油」美と健康によい油の摂り方と控え方／〝糖化〟の正体／間食でダイエット
■大塚製薬…入浴前や入浴後に
■オムロン…時間栄養学のキホン
■冨永薬局グループ…【熱中症対策】経口補水液の作り方
■メガネスーパー…目の豆知識
■バイオサプリ…マカについて
■菊名記念病院アンチエイジングセンター…ドクターズ・コラム
■あいち診療会グループ…風邪の常識・非常識
■川本眼科だより…ブルーベリーは眼にいいのか
■みさき眼科クリニック…ドライアイ
■札幌シーズクリニック…自己流の顔マッサージは逆効果!?
■Rhythm…半身浴より全身浴!?
■食の研究所…「お酒の前に牛乳」は効果があるのか？
■All About…スキンケア／胃がんの原因・症状・進行
■exciteニュース…白飯よりチャーハンが太りにくい!?
■世界睡眠会議…やってみよう！快眠TIPS
■ストレッチボール公式ブログ…腹筋運動が危険は本当？
■温泉ソムリエが教える！幸せになる入浴法…入浴の注意事項その3〜水分補給

## 人生の活動源として

いま要求される新しい気運は、最も現実的な生々しい時代に吐息する大衆の活力と活動源である。

文明はすべてを合理化し、自主的精神はますます衰退に瀕し、自由は奪われようとしている今日、プレイブックスに課せられた役割と必要は広く新鮮な願いとなろう。

いわゆる知識人にもとめる書物は数多く窺うまでもない。

本刊行は、在来の観念類型を打破し、謂わば現代生活の機能に即する潤滑油として、逞しい生命を吹込もうとするものである。

われわれの現状は、埃りと騒音に紛れ、雑踏に苛まれ、あくせく追われる仕事に、日々の不安は健全な精神生活を妨げる圧迫感となり、まさに現実はストレス症状を呈している。

プレイブックスは、それらすべてのうっ積を吹きとばし、自由闊達な活動力を培養し、勇気と自信を生みだす最も楽しいシリーズたらんことを、われわれは鋭意貫かんとするものである。

—創始者のことば— 小澤和一

編者紹介

ホームライフ取材班

「暮らしをもっと楽しく！ もっと便利に！」をモットーに、日々取材を重ねているエキスパート集団。取材の対象は、料理、そうじ、片づけ、防犯など多岐にわたる。その取材力、情報網の広さには定評があり、インターネットではわからない、独自に集めたテクニックや話題を発信し続けている。

日本人《にほんじん》の9割《わり》がやっている
残念《ざんねん》な健康習慣《けんこうしゅうかん》

青春新書 PLAYBOOKS

2019年1月1日　第1刷
2019年7月15日　第8刷

編　者　ホームライフ取材班《しゅざいはん》

発行者　小澤源太郎

責任編集　株式会社プライム涌光

電話　編集部　03(3203)2850

発行所　東京都新宿区若松町12番1号 〒162-0056　株式会社青春出版社

電話　営業部　03(3207)1916　振替番号　00190-7-98602

印刷・図書印刷　製本・フォーネット社

ISBN978-4-413-21125-3